今日から始めよう！
運動負荷試験

上嶋 健治

（宇治武田病院健診センター所長）
著

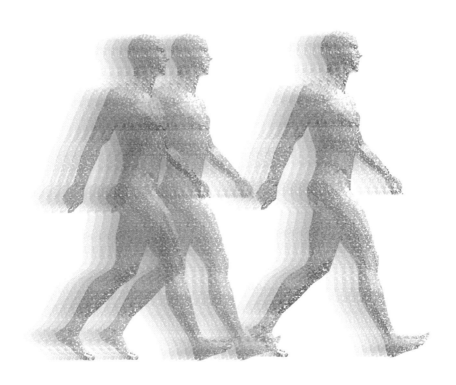

克誠堂出版

序　文

　2021年に京都大学で定年を迎え、私の医師としての生活にも一区切りがつきました。1980年に母校の和歌山県立医科大学の循環器内科学講座に大学院生として籍を置いて以来、国立循環器病センター、米国ロングビーチ退役軍人病院、岩手医科大学、京都大学とその関連病院で、循環器の臨床と研究および教育に従事してきた40年余りでした。その中で多くの時間を運動心臓病学に費やし、関連学会での活動を中心にライフワークの一つとして活動してきました。

　運動負荷試験に携わるきっかけは、医師になった時の最初の指導医のT先生がトレッドミル負荷試験を担当されていたことによります。金魚の糞のようにT先生について回っていたので、自然にトレッドミル負荷試験のお手伝いをするようになりました。当時、トレッドミルと心電図モニターは病棟の当直室内に置かれており、そこで負荷検査が行われていました。心電図はV_5誘導に相当する1誘導をモニターするだけで、しかも基線の動揺やノイズの混入が不可避でした。この劣悪な環境下での経験が、著者の運動負荷試験の事始めでした。その後、トレッドミル以外の負荷心筋シンチグラフィや心肺運動負荷試験などの負荷試験にも従事してきましたが、和歌山での当直室での原体験をもとに、軸足は常にトレッドミル負荷試験に置いてきました。

　著者が救急医療も含めて循環器内科医として診療にあたってきたこの時代は、虚血性心疾患の治療が保存的な薬物療法から侵襲的なカテーテル治療に移行する時代でもありました。循環器内科医が心臓外科医の「旨味を覚えた治療」と表現される先生も居られるほど、劇的な効果を表す患者さんもおられました。デバイスの技術革新も伴い、カテーテル治療は瞬く間に広がっていきました。しかし、カテーテル治療が必ずしも生存率を改善しないという事実も明らかになってきました。このようなエビデンスが蓄積されるにつれて、米国では安定型狭心症へのカテーテル治療件数は減少傾向にある中、本邦では依然として増加傾向にあり続けています。これには運動負荷試験が無駄な冠動脈造影や

無駄なカテーテル治療を防ぐための「ゲートキーパー」としての役割を果たしていないことも一因と、忸怩たる思いでおりました。

　そのような状況の中、克誠堂出版社の編集担当の方から運動負荷試験のテキストを出版するお話を頂きました。運動負荷試験に関してはＱ＆Ａ形式ですが既に著作もあり、それなりの評価を頂いていましたので、何をいまさらという感もありました。ただ、定年を迎えて一区切りがついた段階で、著者の運動負荷試験に関する「思いのたけ」を書き記すことが「今しかできない」重要なこと」と考えて、執筆をお引き受けしました。したがって、「今日から始めよう！運動負荷試験」には、著者の運動負荷試験に関するノウハウやチップス、さらにはゲートキーパーとしての役割など「思いのたけ」が詰め込まれています。それでいながら「負荷心電図から心肺運動負荷試験までを７日間でマスター‼」と帯の文章にあるように、短期間で習得できるように、必要最小限のページ数の中に最大限の内容を盛り込みました。患者さんへの説明の仕方や、どのように運動を開始して中止するかといった実践的なこと、さらには心肺運動負荷試験の理論的なことまでを、検査者フレンドリーに書き下ろしたつもりです。この「極意をちりばめた究極の１冊！」を一読して頂いた後は、運動負荷試験のエキスパートとして自信を持って頂けるものと確信しています。

　なお、本書の出版にあたり多くの方々にお世話になりました。ご指導頂いた諸先生方、出版社の皆様に改めて感謝申し上げます。特に、宇治武田病院検査科の山本裕子科長はじめ検査科のスタッフの皆様には、多くの資料をご提供頂きました。京都大学の小笹寧子先生にはLesson6の心肺運動負荷試験のいくつかの理論的な問題点に関して、重要なディスカッションを重ねて頂きました。この場をお借りして厚く御礼申し上げます。最後になりますが、本書が運動負荷試験に携わるすべての方々の知識と技術の向上に、わずかでも貢献できますことを心より祈念申し上げます。宜しくお願い申し上げます。

　2023年　未だコロナ禍中にある晩春の京都にて

宇治武田病院健診センター所長
上嶋　健治

目　次

Lesson 0	なぜ、いま運動負荷試験を行うのか	1
Lesson 1	運動負荷試験の心構え：目的と概要	15
Lesson 2	運動負荷試験前に 知っておくべき心電図に関する必須の知識	31
Lesson 3	運動負荷試験前に 知るべき情報・伝えるべき情報	51
Lesson 4	運動を始めてから気をつけるポイント	65
Lesson 5	運動終了後の回復期に気をつけるポイント	75
Lesson 6	心肺運動負荷試験（CPX）のノウハウ	93

索引　125

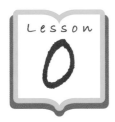

Lesson 0 なぜ、いま運動負荷試験を行うのか

1. 運動負荷心電図の意義と課題
2. 運動負荷試験の限界
3. それでも運動負荷試験が重要な理由

1 運動負荷心電図の意義と課題

　運動負荷試験のノウハウを述べていく前に、「なぜ、いま運動負荷試験を行うのか」ということに、「Lesson 0」として1章を費やしたいと思います。

　運動負荷心電図は、日本循環器学会の"慢性冠動脈疾患診断ガイドライン（2018年改訂版）"でも、「運動負荷心電図は慢性冠動脈疾患において、狭心症の診断、心筋梗塞後の心筋虚血の診断、重症度の評価・予後の予測、治療効果の判定などに広く利用される」とされています。また、同時に「運動負荷心電図検査の目的のうち、もっとも重要なものは冠動脈疾患の存在診断である。（中略）心筋が虚血に陥るかどうか、すなわち冠動脈に機能的狭窄があるかどうかを判定するものであり、冠動脈狭窄の形態的評価である冠動脈造影とは相補的な意義を持つ」とも記載されています[1]。同ガイドラインで提唱している心筋虚血の診断アルゴリズム（図1）を参照すると、運動負荷心電図は運動可能な患者にとって、心筋虚血検出の最初のステップと評価されており、極めて重要な検査といえましょう。

　しかし、"2021年度循環器疾患診療実態調査報告書循環器疾患診療実態調査（JROAD）報告書（2021年度実施・公表）"で2014年度から2021年度にかけての虚血性心疾患に関連する患者数や診療件数は、表1のような状況でし

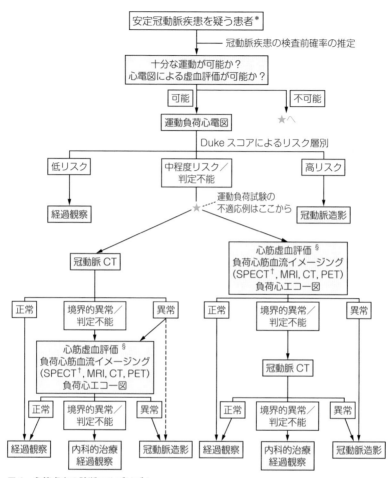

図1 **心筋虚血の診断アルゴリズム**

*：心電図，心エコー図所見などから冠動脈疾患が強く疑われる無症状患者もこれに準ずる.

---→（破線矢印）：明らかに冠動脈血行再建の適応と考えられる高度狭窄病変を認めた場合には冠動脈造影検査を行う.

†：運動可能な場合は運動負荷心筋シンチグラフィ，可能でない場合は薬物負荷心筋シンチグラフィを行う.

§：心筋虚血評価法の1つとしてFFR-CTも含まれるが，2018年12月時点では保険適用になる施設は限定されている.

注）検査法の選択では，禁忌や検査に伴うリスク・副作用を十分に考慮する.

〔日本循環器学会：慢性冠動脈疾患診断ガイドライン（2018年改訂版）：https://www.j-circ.or.jp/cms/wp-content/uploads/2020/02/JCS2018_yamagishi_tamaki.pdf（2023年3月閲覧）より転載〕

表1 **虚血性心疾患に関連する患者数や診療件数の推移**

年　度	2014	2015	2016	2017	2018	2019	2020	2021
急性心筋梗塞患者数	67,918	68,850	71,803	73,421	74,848	75,733	76,122	74,431
CCU入院患者数	249,885	250,543	256,006	265,902	274,100	288,839	283,544	268,216
待機的PCI総件数	185,116	185,549	192,774	199,347	201,478	192,670	187,960	171,916
緊急PCI総件数	68,254	69,867	71,799	74,169	76,807	78,420	79,472	76,075
冠動脈造影件数	501,665	498,344	502,320	502,589	498,597	490,728	467,326	406,152
冠動脈CT件数	413,495	421,855	440,525	465,270	481,150	509,083	503,217	464,310
経胸壁心エコー件数	4,869,790	5,000,251	5,272,388	5,493,045	5,725,977	5,901,475	5,961,618	5,581,276
トレッドミル負荷試験件数*	290,730	294,700	277,251	271,083	267,454	263,294	242,075	175,042
運動負荷心筋血流シンチ件数	72,499	65,218	60,346	55,895	47,873	47,781	43,737	34,248

*：自転車エルゴメータ負荷含む.

[日本循環器学会：2017年（2018年度実施・公表）循環器疾患診療実態調査 報告書（Web版）：https://www.j-circ.or.jp/jittai_chosa/media/jittai_chosa2017web.pdf，および日本循環器学会：2020年（2021年度実施・公表）循環器疾患診療実態調査 報告書（Web版）：https://www.j-circ.or.jp/jittai_chosa/media/jittai_chosa2020web_1.pdf（2023年3月閲覧）より引用]

た[2, 3]。すなわち、この間（2021年度はCOVID-19の影響が加味されている可能性がありますが）、急性心筋梗塞患者数やCCUに収容される患者数はおおむね漸増しており、待機的であれ緊急であれPCI（percutaneous coronary intervention；経皮的冠動脈インターベンション）件数もおおむね漸増しています。また、冠動脈造影検査件数は横ばいであるものの、冠動脈CT検査や経胸壁心エコー図検査の実施件数は着実に増加傾向にあります。一方、トレッドミル運動負荷（自転車エルゴメータ含む）試験は漸減しており、運動負荷心筋血流シンチグラフィの件数にいたっては半減しています。冠動脈疾患へのインターベンション治療の適応決定に心筋虚血の評価が義務づけられた2018年の診療報酬の改定が十分に反映されていない時期であったり、COVID-19の影響を受けた調査結果かもしれませんが、ここに運動負荷心電図の課題がみえるように思えます。

② 運動負荷試験の限界

　運動負荷試験が敬遠される傾向にあることはすでに述べた通りですが、どこに原因があるのでしょうか？

　著者は5つのポイントを考えています。まず運動が不向きな患者さんがいるということ、次にリスクのある検査であるということ、さらに検査としての採算性が低いこと、そして精度が必ずしも高くないこと、最後に虚血の局在診断（責任冠動脈の同定）ができないという点が挙げられるかと思います。順に解説していきたいと思います。

a．運動ができない、適さない患者さん

　まず、運動そのものができない患者さんがおられます。高齢で自立歩行がおぼつかない方、脳卒中や整形外科的合併症による歩行障害のある方などでは運動負荷試験は難しいでしょう。

　歩行障害がない場合でも、末梢動脈疾患や脊柱管狭窄により跛行を来す患者さんも運動負荷試験には不向きでしょう。

　また、左脚ブロック、WPW（Wolff-Parkinson-White）症候群などの患者さんでは、もともとの心電図異常から、運動による心電図変化が評価できません。

表2　運動負荷試験の禁忌

絶対禁忌	急性心筋梗塞発症早期（発症 2 日以内）の心筋梗塞症 高リスクの不安定狭心症 自覚症状または血行動態異常の原因となるコントロール不良の不整脈 症候性の高度大動脈弁狭窄症 急性や重症の症候性心不全 急性の肺塞栓または肺梗塞 急性の心筋炎または心膜炎 急性大動脈解離などの重篤な血管病変
相対禁忌	左冠動脈主幹部の狭窄 中等度の狭窄性弁膜症 電解質異常 重症高血圧* 頻脈性不整脈または徐脈性不整脈 肥大型心筋症およびその他の流出路狭窄症 運動負荷が十分行えないような精神的または身体的障害 高度房室ブロック

*：原則として収縮期血圧が>200 mmHg，または拡張期血圧が>110 mmHg，あるいはその
　　両方とすることが推奨されている.

(Fletcher GF, et al：Circulation 128：873-934，2013 より改変作成)

　以上のように、運動に耐えられない患者さん、運動中の非心源性の症状により運動が継続できない患者さん、運動はできても心電図変化が評価できない患者さんなど、運動負荷試験が敬遠される患者さんが一定数はおられます。

ｂ．運動負荷がリスクになる患者さん

　運動負荷心電図は疑診も含めて冠動脈疾患のある患者さんに運動という負荷を強いることから、禁忌の病態が存在します。なかでも、急性心筋梗塞発症早期、高リスクの不安定狭心症、コントロール不良の不整脈、症候性の高度大動脈弁狭窄、急性あるいは重症心不全、急性肺塞栓または肺梗塞、急性心筋炎または心膜炎、急性大動脈解離などの重篤な血管病変は絶対禁忌になります。その他、表2 に示したように相対禁忌も含め、運動負荷試験の実施がリスクになる患者さんがおられます[4]。したがって、病歴の聴取やカルテの記載および心雑音の聴取や心エコー図検査記録などを参照して、このような病態の有無を評価する手間暇が必要になります。

　上記のような禁忌病態がないにもかかわらず、実際に運動負荷試験の検査中に心室細動などの致死的不整脈が誘発され、救急救命処置が実施されることもあります。さほど高頻度ではありませんが、既報では、死亡事故 1/264,000

件、除細動器使用事故 1/57,000 件、心筋梗塞や緊急入院を要する事故 1/43,000 件の頻度と報告されています[5]。

c．検査としての採算性の低さ

上記のように致死的なイベントのリスクがあるため、血管造影などと同じく検査に先立って同意書を取得し、また検査には医師が立会い、救急医療機器や薬品の準備も不可欠です。しかしこれほどの体制を用意しても、長らく保険上の診療報酬はマスター負荷心電図で 380 点、トレッドミル（自転車エルゴメータ）で 1,400 点にすぎず、医療従事者からみて手間暇やリスクに見合うだけの評価がなされていませんでした。あまり医学的な理由ではありませんが、検査としての採算性の低さも運動負荷心電図検査の件数が漸減傾向にある要因の一つと考えています。

d．運動負荷試験の精度

運動負荷試験の重大な課題の一つに精度の問題があります。先の"慢性冠動脈疾患診断ガイドライン（2018 年改訂版）"にも、「運動負荷心電図は胸痛を訴える症例に対するもっとも一般的な検査法であるが、最大の問題は診断の感度と特異度が必ずしも高くないことである」と記されています。著者の留学先での恩師の Dr. Froelicher らは、運動負荷心電図の精度を報告した 147 の論文（24,074 人）のメタアナリシスから、感度と特異度はおのおの 68％と 77％と報告しています[6]。

もちろん、虚血性心疾患の重症度や背景因子によって正診率は異なります。また、ジギタリス、ジアゼパム、イミプラミンなどの薬物は偽陽性の変化を呈し、女性では偽陽性の頻度が高く、エストロゲンなどのホルモンとの関係が考察されています。ST 基準だけから評価した場合、おおよその感度は 60〜70％、特異度は 70〜80％程度くらいに考えるべきでしょう。

表 3 に示すように、シンチグラフィや心エコー図検査を併用した負荷検査に比べて感度や特異度は見劣りします[7]。運動負荷量不足による判定不能例の存在も見逃せません。結果として運動負荷心電図検査を実施したものの虚血判定が十分に行えず、他のモダリティによる虚血評価を必要とすることが起こり得ます。これは、運動負荷心電図検査を躊躇する一因になると考えています。

表3　各種負荷法の冠動脈疾患診断精度

	感度（%）	特異度（%）
運動負荷心電図	55〜80	70〜90
負荷心筋シンチグラフィ	80〜95	70〜95
運動負荷心エコー法	70〜95	75〜95
ドブタミン負荷心エコー法	75〜90	75〜95
ジピリダモール負荷心エコー法	45〜80	80〜95

（高野照夫，監．小柳左門，他編：負荷心エコー法，中山書店，東京：1997 より引用）

e．運動負荷心電図と責任冠動脈

　虚血性心疾患の治療にカテーテル治療が導入されて以降、虚血診断は単なる定性的な診断ではなく、責任冠動脈を同定するための虚血の局在診断が求められるようになってきました。残念ながら運動負荷心電図では、責任冠動脈の如何を問わずⅡ・Ⅲ・aVF および V5・V6 誘導の ST が低下するため、ST 低下を来した誘導からは虚血の局在診断はできません。虚血判定はできても、責任冠動脈は同定のために他のモダリティによる虚血評価が必要となるならば、医療コスト上の問題になってしまいます。

3　それでも運動負荷試験が重要な理由

　とは言うものの、労作性に生じる胸痛などの症状を、労作にて誘発しようとするものですから、運動負荷試験は診断方法として極めて理にかなったものです。そもそも、当初の運動負荷試験では狭心症状を生じる動作を模擬的に行い、例えばペンキ塗りで胸痛を生じるならばその動作を再現してもらい、その前後の心電図を比較するというテイラーメイドの診断方法でした。負荷器具や負荷方法の進歩、さらには統一されたプロトコルで負荷を行うことにより、同一患者の経時的な病態の変化が明らかになるだけでなく、異なる患者間での病態の比較も可能になってきました。また、プロトコルのどのステージまで負荷が到達したか、その際の運動耐容能や心電図変化を検討することで、予後の推定も可能になってきました。そのエビデンスの質と量は他のモダリティを大きく凌ぐものです。

　一方、冠動脈造影も冠動脈 CT も、いずれも冠動脈の解剖学的な狭窄病変を

検出することで虚血性心疾患の診断を試みるものです。冠動脈の病変を検出することは可能ですが、診断はそれだけでは十分ではありません。「虚血性」心疾患を診断するには、機能的な「心筋虚血」を検出する必要があり、実際、診療報酬に関しても安定冠動脈疾患に対する PCI には、機能的虚血が確認された狭窄病変に実施されることが求められています。この機能的虚血を最も簡便に検出する検査こそ、運動負荷試験にほかなりません。

では、先に述べた運動負荷試験の限界として掲げた5つのポイントにはどのように対応していけばよいでしょうか？

a．運動ができない、適さない患者さん

高齢で自立歩行がおぼつかない方や脳卒中患者さんではトレッドミルを歩くことは難しいと思いますが、自転車エルゴメータであればサドル上で坐位にて運動ができるため、片麻痺患者さんでも健側の脚力が十分であれば案外ペダルは漕げるものです。

また、高齢者でも負荷量を低く設定することで一定の負荷量をかけることは可能です。自転車エルゴメータであれば、たとえ0Wであっても下肢の重量や機械の内部抵抗が負荷になります。そのレベルから徐々に負荷強度を漸増したり、ペダルの回転数を増加させるなどの工夫で、負荷量を調節することも可能です。

トレッドミル以外の負荷方法も視野に入れることで、運動ができない患者さんにも運動負荷試験への道は開けます。

b．運動負荷がリスクになる患者さん

まず、絶対禁忌になる患者さんが運動負荷試験に紹介されてくる可能性は極めて低いと考えます。実際、リスクのある患者さんの中で最も遭遇しやすいのは不安定狭心症かと思います。しかし、近年のガイドラインでは、同症が疑われる症例でも検査前の評価によってリスクが低いと考えられる場合には適応とする見解が示されています[8]。例えば、不安定狭心症を疑わせる症状が最後に出現してから数日間以上症状のない症例や、症状が出現した直後の心電図、心筋マーカー（トロポニンTあるいはI、またはFABP）に異常がみられず、その後6〜12時間後まで症状、心電図、心筋マーカーに異常なく経過した症例では運動負荷試験が適応とされています。いつまでも経過を観察するだけでな

く、むしろリスクの低い患者さんには、不安定狭心症であってもリスク次第では運動負荷試験を実施し、早々に診断をつけるべきでしょう。

c．検査としての採算性の低さ

　すでに述べたように、運動負荷試験は医療従事者からみて手間暇やリスクに見合うだけの対価が保証されているとはいえません。しかし、厚生労働省保険局医療課による"令和2年度診療報酬改定の概要"によると[9]、学会などが作成する"診療ガイドライン"などに基づく質の高い医療を進める観点から、診療報酬上の評価の充実や要件の見直しを行うとされており、「特に、安定冠動脈疾患の検査や治療について、診療ガイドラインを踏まえた評価及び要件とする」とされています。そして、「重要な検査をより確実に実施できるよう、医療従事者の負担等の実態に見合った評価とするために、トレッドミル等による負荷心肺機能検査の評価を充実させる」と明記されました。実際、図2のように「トレッドミルによる負荷心肺機能検査、サイクルエルゴメーターによる心肺機能検査」の診療報酬は増額され、検査件数を右肩上がりに伸ばし続けてきた冠動脈CT検査については、適応疾患や目的を明確にするために、医学的根拠の記載が要件として追加されました。

　また、先に述べたように安定冠動脈疾患へのPCIにも、機能的虚血の確認が求められる中、運動負荷試験に追い風が吹き始めています。温故知新の精神を生かすべき時と感じています。

d．運動負荷試験の精度

　罹患冠動脈の部位や病変枝数および狭窄の程度など、運動負荷試験の正診率は対象となる虚血性心疾患の重症度によって変わってきます。また少しでも診断精度を高めるためには、ST変化だけに注目するのではなく、U波の出現や胸痛の性状および血圧の変化にも注意を払います。有意なST変化がなくても陰性U波や典型的な狭心痛があれば虚血陽性と判断すべきですし、逆に有意なST変化があっても偽陽性が疑われる場合（詳細は後述）には虚血陰性と判断すべきです。その結果、著者が在任時の岩手医科大学での運動負荷心電図検査では、β遮断薬の内服などで目標心拍数に到達しない判定不能症例を除けば、感度は76％、特異度は86％と、満足すべき水準にあったと考えています。なお、当時の岩手医科大学の診断的冠動脈造影の有所見率は87％と高率でした。

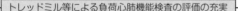

安定冠動脈疾患の診断等に用いられる検査の評価及び要件の見直し

➢ 安定冠動脈疾患の診断等に用いられる検査について，日本循環器学会等の診療ガイドラインに基づき適切に実施されるよう，評価の充実及び要件の見直しを行う．

トレッドミル等による負荷心肺機能検査の評価の充実

● トレッドミル等による負荷心肺機能検査について，検査の実態を踏まえ評価を見直す．

現行	改定後
トレッドミルによる負荷心肺機能検査，サイクルエルゴメーターによる心肺機能検査　　1,400点	トレッドミルによる負荷心肺機能検査，サイクルエルゴメーターによる心肺機能検査　　1,600点

冠動脈CT撮影の算定要件の新設

● CT撮影の冠動脈CT撮影加算について，適応疾患や目的を確認するため，診療報酬明細書の摘要欄への医学的根拠の記載を要件とする．

現行	改定後
【冠動脈CT撮影加算】 ［算定要件（概要）］ 　64列以上のマルチスライス型のCT装置を使用し，冠動脈を撮影した上で三次元画像処理を行った場合に限り算定する．	【冠動脈CT撮影加算】 ［算定要件（概要）］ （新）以下のいずれかの場合に算定する．また，医学的根拠について診療報酬明細書の摘要欄に記載する． 　ア　諸種の原因による冠動脈の構造的・解剖学的異常 　イ　急性冠症候群 　ウ　狭心症 　エ　狭心症等が疑われ，冠動脈疾患のリスク因子（糖尿病，高血圧，脂質異常症，喫煙等）が認められる場合 　オ　その他，冠動脈CT撮影が医学的に必要と認められる場合

図2　**安定冠動脈疾患の診断などに用いる検査の評価および要件の見直し**
（厚生労働省保険局医療課：令和2年度診療報酬改定の概要より転載）

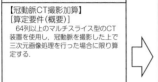

これは運動負荷試験などの事前の検査の精度の高さが有所見率を高めていたと考えています。

　感度と特異度は検査の精度を表す重要な指標ですが、それだけで検査の良し悪しは判定できません。感度とは病気のある人（検査前確率100%）がその検査で異常になる割合で、特異度は病気のない人（検査前確率0%）がその検査で正常になる割合です。しかし、当然のことですが、実診療では病気の有無がわかっていません。検査で重要なことは、その検査で異常を示せばどの程度本当に「病気」らしいかを知りたいのが本心で、重要な指標は陽性的中率（正診率）です。

　話は少し横道にそれますが、運動負荷試験に限らず検査の正診率は被検者の背景因子（検査前確率）によって大きく変わってきます。例えば、虚血性心疾患の確定診断の多くは冠動脈造影によってなされますが、そこに新検査が加わったとします。冠動脈造影を標準検査としたときに、循環器専門病院で130

	冠動脈造影での病変の有無		
	あり	なし	合計
新検査での病変の有無 あり	62	5	67
なし	8	55	63
合計	70	60	130

専門病院
感　度：62/70＝89%
特異度：55/60＝92%

	冠動脈造影での病変の有無		
	あり	なし	合計
新検査での病変の有無 あり	60	40	100
なし	10	420	430
合計	70	460	530

一般病院
感　度：60/70＝86%
特異度：420/460＝91%

図3　冠動脈造影を標準検査としたときの，循環器専門病院と一般病院での新検査の感度と特異度

　人の虚血性心疾患を疑う患者さんに冠動脈造影と新検査を実施し、その感度と特異度を検討すると、図3左のように新検査の感度は89%、特異度は92%と計算されました。また、複数の一般病院でも530人の患者さんを対象に同様の検討を加えたところ、感度は86%、特異度は91%と計算されました。いずれの病院でも新検査の感度、特異度ともほぼ満足すべき結果を得ました。しかし、これを正診率の立場からみるとなかなか難しい問題が起こってきます。

　すなわち、循環器専門病院では、陽性的中率を計算すると62/67＝93%となるものの、一般病院での陽性的中率は60/100＝60%と著しく下がってしまいます。これでは、新検査の陽性例の5例中2例には病変がないことになってしまい、臨床現場は困ってしまいます。このように、陽性的中率には有病者数が影響し、専門病院と一般病院では有病者数が違う、すなわち対象患者の検査前確率（リスク）が違うため、このような結果が出てくるのです。

　陽性的中率はベイズの理論から、

　陽性的中率＝感度×有疾患率/{感度×有疾患率＋(1－特異度)×(1－有疾患率)}

で計算されるため、有疾患率、すなわち検査前確率が低いと的中率は下がってしまいます。

　実際、著者の親友が勤務する病院での運動負荷心筋シンチグラフィの検査の精度は感度91%、特異度89%と十分に高いものでした。しかし、検査担当者

である友人には「以前に比べて、診断精度が落ちたのではないか」というクレームが相次ぐようになりました。友人がいろいろ調べてみたところ、感度や特異度はほとんど変わらなかったものの、1990年代には有疾患率が54%あり、そのときの陽性的中率は92%でした。その後、運動負荷心筋シンチグラフィがスクリーニング的に使われ始めたのか2000年代には有疾患率が34%に低下し、そのときの陽性的中率は79%、さらに有疾患率が20%に低下した2010年代の陽性的中率は67%にまで下がってしまいました。これらの経験から、補正ソフトを使って画像を補正するなどの診断精度を高める工夫とともに、微妙な所見は陽性と読影せず、引き続きの経過観察を希望するなど、有疾患率の低い時代の読影には、それなりの対応が必要であると話していました。

　運動負荷心電図はまさしくスクリーニング的に使われることも多く、それなりの感度・特異度があっても、検査前確率の低さから陽性的中率（正診率）が低い印象をもたれているのかもしれません。詳細な病歴の聴取から虚血性心疾患の疑診例を絞り込んで検査前確率を高め、ST変化以外の心電図変化や胸痛の性状および血圧の変化にも注意を払うことで、精度の高い運動負荷試験を実施することが可能です。運動負荷試験は侮れない検査です。

e．運動負荷心電図と責任冠動脈

　確かにST低下を来した誘導だけからは虚血の局在診断はできませんが、運動耐容能や血圧変化から多枝病変を疑うことは可能です。また、陰性U波の出現からは左前下行枝病変を、陽性U波の出現からは左回旋枝や右冠動脈病変を推測することも可能です。

　なんと言ってもガイドラインでも、運動負荷試験は運動可能な患者さんにとって、心筋虚血検出の最初のステップと位置づけられています。ST変化以外の心電図変化やバイタルサイン、症状の変化をきめ細かく観察することで、虚血の重症度や責任冠動脈を推定することも可能です。運動負荷試験をマスターしない手はなく、そのノウハウを本書で身につけてもらえれば、これ以上の喜びはありません。たかが運動負荷試験、されど運動負荷試験です。

　なおトレッドミルを用いた運動負荷試験は、歩行という最も自然な運動で行え、運動終点では自転車エルゴメータよりも高い心拍数と血圧を獲得すること

ができるといわれており、最もオーソドックスな方法といえましょう。本書も特に断わりがなければトレッドミルによる運動負荷試験を基本とします。

Lesson 0 のまとめ

　運動負荷心電図は、ガイドラインの心筋虚血の診断アルゴリズムでも、運動可能な患者さんにとって心筋虚血検出の最初のステップと評価されており、極めて重要な検査である。しかし、検査にリスクを伴うことや採算性が低いこと、また診断精度などの観点から必ずしもその位置づけ通りの評価を受けているわけではない。

　それでもST変化以外の心電図変化を検討したり、運動耐容能や血圧経過を評価することで、虚血性心疾患の重症度や治療効果の判定、予後の推定も十分に可能である。エビデンスの質と量は他のモダリティの追随を許さず、心筋虚血の簡便な機能的診断という意味でも運動負荷試験は必須の検査と考えられる。

📖 文献

1) 日本循環器学会：慢性冠動脈疾患診断ガイドライン（2018年改訂版）：https://www.j-circ.or.jp/cms/wp-content/uploads/2020/02/JCS2018_yamagishi_tamaki.pdf
2) 日本循環器学会：2017年（2018年度実施・公表）循環器疾患診療実態調査 報告書（Web版）：https://www.j-circ.or.jp/jittai_chosa/media/jittai_chosa2017web.pdf
3) 日本循環器学会：2020年（2021年度実施・公表）循環器疾患診療実態調査 報告書（Web版）：https://www.j-circ.or.jp/jittai_chosa/media/jittai_chosa2020web_1.pdf
4) Fletcher GF, et al：Circulation 128：873-934, 2013.
5) 村山正博：Jpn J Electrocardiography 16：185-208, 1996.
6) Myers J, et al：Cardiol Clin 11：199-213, 1993.
7) 高野照夫, 監. 小柳左門, 他編：負荷心エコー法. 中山書店, 東京：1997.
8) Gibbons RJ, et al：Circulation 106：1883-92, 2002.

9）厚生労働省保険局医療課：令和 2 年度診療報酬改定の概要：https://www.mhlw.
go.jp/content/12400000/000691038.pdf

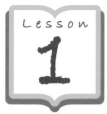

1. 目的
2. 検査室の環境
3. 運動中の心電図記録への配慮
4. 運動負荷の方法と種類
5. プロトコル
6. 安静時・運動時・回復期の血圧測定
7. 注意事項（禁忌）

1 運動負荷試験の目的

　まず、運動負荷試験の目的から考えていきましょう。その目的には大きく分けて次のものがあります（表1）。

　①虚血性心疾患の診断：胸痛などを主訴に受診された患者さんの原因が冠動脈病変に基づくもの、すなわち狭心症であるかどうかを評価するために行います。

　②虚血性心疾患の重症度評価：虚血性心疾患の存在がすでに判明している場合でも運動耐容能や心電図変化を検討することで虚血性心疾患の重症度が明らかになります。トレッドミルの負荷量やSTの低下度などから大まかに予後を推定することも可能ですし、後述するデューク（Duke）・トレッドミルスコアなどで評価することも可能です[1]。

　③治療介入効果の判定：狭心症や無症候性心筋虚血に用いた薬物やPCIの効果を、その前後で実施した運動負荷試験の結果を比較します。すなわち、運動

表1　運動負荷試験の目的

① 虚血性心疾患の診断	胸痛の原疾患が冠動脈病変に基づくもの（狭心症）か否か
② 虚血性心疾患の重症度評価	虚血が出現する負荷量から重症度の評価や予後の推定
③ 治療介入効果の判定	薬物治療や PCI 前後での比較
④ 虚血性心疾患のスクリーニング	見かけ上健常な人への負荷によるスクリーニング
⑤ 生活指導や心臓リハビリテーション（運動処方）	日常生活の活動範囲の目安を決定したり，運動療法時の運動処方
⑥ 不整脈の評価	運動による不整脈の誘発や増減の評価
⑦ 下肢虚血・間歇性跛行の評価	間歇性跛行の重症度評価や鑑別診断

負荷時間の変化や同一ステージでの心電図変化の程度、不整脈の出現頻度などから改善や悪化の程度を評価します。

　④虚血性心疾患のスクリーニング：見かけ上健常な人（主には生活習慣病患者）に無症候性心筋虚血を含めた虚血性心疾患の有無を診断します。単に健康診断目的の場合だけでなく、侵襲度の高い手術前のスクリーニングやトライアスロンなどの過激なスポーツへの参加前に実施されることもあります。

　⑤生活指導や心臓リハビリテーション（運動処方）：運動負荷試験の結果から日常生活の運動強度の上限を決め、活動範囲の目安を指導することがあります。心筋梗塞や狭心症、さらには開心術後や心不全といった運動療法の適応がある患者さんへの運動処方を決定するためにも行います。通常の心電図変化のモニタリングを主とした運動負荷試験ではなく、心肺運動負荷試験といった呼気ガス分析を併用した特殊な運動負荷試験が行われることもあります。これについては Lesson 6 で説明します。

　⑥不整脈の評価：虚血性心疾患との関連だけでなく、運動が不整脈の誘因になるかどうか、また徐脈性不整脈がある場合には運動による心拍応答をみることもあります。

　⑦下肢虚血・間歇性跛行の評価：間歇性跛行の原因には腰部脊柱管狭窄症（神経症状）と閉塞性動脈硬化症（下肢虚血）が考えられます。運動負荷による運動時間や運動距離および運動負荷の後に上下肢の血圧を測定することで、間歇性跛行の重症度を評価したり、両者の鑑別の一助にします。ただし、本書では心電図変化など心筋の虚血を主体に話を進めますので、この課題についてはほとんど触れません。

2　運動負荷試験の環境

　運動負荷検査室は被検者に運動してもらうため、検査室は運動に快適な環境である必要があります。不整脈の出現は15℃以下の低温になると増加し、また、高温多湿になると最大運動能力が低下します。検査室は採光と換気が良く清潔で、温度と湿度がコントロールされている必要があります。通常の心電図検査室は、寒いと震えによる筋電図が混入し、暑いと汗により電極の接着が悪くなって記録状態が悪くなるため、室温を23〜25℃前後に保つと良いとされています。

　この環境を参考にすると、運動負荷検査室の温度は、運動することを考慮してさらに1〜2℃低く設定してもよさそうです。

　また、検査室内で周辺に交流障害が発生する可能性のある機器が作動していないかを確認し、心電図記録計にはアースコードを接続する（アース付きプラグの場合は必要ない）ことを忘れてはいけません。

3　運動中の心電図記録への配慮

　そもそも運動負荷試験で心電図を記録するのはなぜでしょうか？ それは、心筋虚血の徴候は、①心機能障害（まず拡張能、次いで収縮能）、②心電図異常、③自覚症状（胸痛）の順で現れるためです。すなわち、自覚的胸痛の出現より早期に心電図変化を通して虚血を検出し、過負荷にならないようにするためです。

　そのためには心電図判読に耐える、「正しく美しい12誘導心電図」の記録が必要ですが、まずは電極を正確な位置に着けることが大切です。装着位置は、胸部誘導に関しては通常の標準12誘導と同じですが、四肢に関しては、両上肢（LA、RA）の電極はおのおの左右の鎖骨窩に、両下肢電極（LL、RL）はおのおの左右の前腸骨棘と左右の肋骨弓下端部の間に装着するMason-Likar誘導法が用いられます（図1）[2]。下肢電極の記録が不安定な場合には、下部の肋骨弓に付けたほうが安定する場合があります。

　なお、Mason-Likar誘導法の肢誘導では、標準12誘導法に比べて、「Ⅱ・Ⅲ・aVFのR波が増高し、Ⅰ・aVLのR波が減高する」歪みが生じることが知られています（図2右）[3]。しかもこの波形の歪みは、左右の鎖骨窩部の電極が

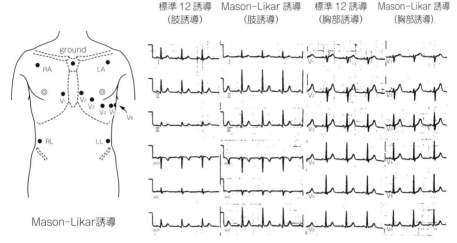

標準12誘導　Mason-Likar 誘導　標準12誘導　Mason-Likar 誘導
（肢誘導）　（肢誘導）　（胸部誘導）　（胸部誘導）

図1　Mason-Likar 誘導法

胸部誘導の電極装着部位は通常の標準12誘導と同じですが，四肢に関しては，躯幹に装着する必要があります．
（「上嶋健治：運動負荷試験Q&A119，改訂第2版，p.34，35，2013，南江堂」より許諾を得て転載）

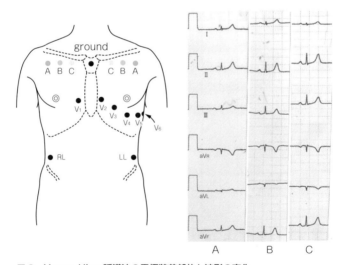

図2　Mason-Likar 誘導法の電極装着部位と波形の変化

Mason-Likar 誘導法では標準12誘導法に比べて，肢誘導のⅡ・Ⅲ・aVF の R 波が増高し，Ⅰ・aVL の R 波が減高し，しかもこの傾向は電極が鎖骨窩部の内側に移動するほど強くなります．
（心電図：「上嶋健治：運動負荷試験Q&A119，改訂第2版，p.36，2013，南江堂」より許諾を得て転載）

内側に移動するほど強くなります。すなわち、Mason-Likar 誘導の LA・RA 誘導が A から B、C へと電極が内側に移動するに従い、II、III、aVF の R 波の増高と I、aVL の R 波の減高（Q 波の深さ）の程度が強くなっています。運動負荷試験の実施前には以前に記録した被検者の安静時心電図を読影し、負荷直前の安静時心電図と比較しておくことは重要なことですが、その際には標準 12 誘導心電図法と Mason-Likar 誘導法による誘導の差を考慮しなければなりません。

　ノイズのない美しい心電図を記録するためにはいくつかの工夫が必要です。まず、電極装着前には、装着部位の皮膚の汚れをアルコール綿で十分に拭き取り、その後サンドペーパーやクリームタイプの研磨剤などで皮膚の角質層を削り取ります。電極は運動負荷専用の電極を使い、テープやベルトで電極とケーブルを身体に密着するように固定します。安静時からノイズが多いときには、皮膚の角質層を再度しっかり削り取るか、電極を取り替えます。女性の場合には、乳房の揺れる部分を避けて電極を付けたり、電極を付けた上からブラジャーを着けることで記録が安定することがあります。

　筋電図の混入は両上肢でトレッドミルの手すりやバーにしがみつくことが最大の原因です。特に負荷開始直後でベルト上の歩行の不慣れな時期に多く、これは歩き方のコツをつかむにつれて筋電図の混入も少なくなります。また、女性ではタイトスカートの場合には大股で歩きにくいことから、筋電図などのノイズが混入する原因になります。可能であればズボンにはき替えてもらいます。

　交流ハムはアースが十分にとれていないことによって生じます。アース部分を確認したり、同じ部屋で交流障害が発生する他の機器が作動していないかも確認します。

　呼吸による基線の動揺は、心電図解析装置の中に「ゆらぎを補正」する回路が入っており、通常は自動的に修正されるのですが、ゆらぎがひどいときにはテープでケーブルを固定します。またケーブルの劣化や断線も安定した記録の障害になります。ケーブルにも寿命があるので定期的な交換が必要です。

4 運動負荷の方法と種類

a. 負荷の方法

　先にも述べた通り、本書はトレッドミルによる運動負荷試験を基本として解説しますが、他の運動負荷にも少し言及しておきます。トレッドミル以外の負荷方法としては、マスター（Master）二階段試験、自転車エルゴメータがあり、おのおのの特徴は表 2 の通りです。

　マスター二階段試験は、1 段が 9 インチ（約 23 cm）の表彰台型（凸型）の階段を一定時間に、一定回数昇降する最も簡便で手軽な方法で、性別、年齢、体重によって階段昇降の回数が変わります。具体的な昇降回数を参考までに表 3 に掲げます。しかし、設定された負荷量が一定なため、負荷量が過負荷になることもあり、心事故の発生につながることもあります。また、負荷中の心電図や血圧のモニタリングが難しく、見かけ上健常な人のスクリーニングとしての意味合いが高いようです。日本循環器学会の "慢性冠動脈疾患診断ガイドライン（2018 年改訂版）" でも、「マスター法は負荷量のコントロールができないこと、予後指標として重要である運動耐容能を評価できないこと、負荷中の心電図変化を捉えられないことから、トレッドミル法あるいは自転車エルゴメータ法で行う方が望ましく、特にハイリスク例ではマスター法は避けるべきである」としています。

　自転車エルゴメータは下肢の負荷が大きく、必ずしも全身運動にならないこと、自転車に乗れる人とそうでない人により運動への反応が異なることが問題です。また、非常に小柄な患者さんではペダルに足がとどかないこともあります。しかし、安定した坐位を取れることから、上半身の動揺が少なく、心電図や血圧が安定して記録できます。採血や注射も容易なことから、心臓核医学領域での運動負荷心筋シンチグラフィには汎用されています。また、負荷量を連続的かつ直線的に漸増させるランプ負荷方法にも応用できることが可能なことから、心肺運動負荷試験でも好んで用いられます。さらに臥位自転車エルゴメータを利用すると、仰臥位による負荷も可能になり、心エコー図検査や心臓カテーテル検査と組み合わせることで、運動中の心電図以外の血行動態指標も評価することができます。ただ、トレッドミルに比べて下肢疲労で運動を終了することが多く、必ずしも高い心拍数や血圧に到達しがたいことと、標準的な

表2 **マスター二階段試験，自転車エルゴメータ，トレッドミルの特徴**

負荷量の決定因子	負荷量	運動への親和性	心電図や血圧測定	ランプ負荷	価格	占有面積	その他
マスター二階段試験							
体重×階段高×昇降回数	固定	比較的親しみやすいが，片麻痺などの歩行障害性には不適	困難	不可	安価	狭い	ガイドライン上積極的には推奨されない
自転車エルゴメータ							
クランク回転数×制動抵抗	漸増既定のプロトコルなし	比較的親しみにくく，自転車に不慣れな被検者には難しいことも 片麻痺でもある程度可能だが，ペダルに足がとどかない低身長では不可	安定	容易	比較的安価	比較的狭い	臥位の負荷も可能
トレッドミル							
体重×ベルト速度×傾斜	漸増既定のプロトコルあり	比較的親しみやすいが，片麻痺などの歩行障害性には不適	比較的安定	不可能ではないが困難	高価	広い	高い心拍数と血圧に到達

表3　マスター二階段試験（3分間）の昇降回数

体重 (kg.)	15-19	20-24	25-29	30-34	35-39	40-44	45-49	年齢 50-54	55-59	60-64	65-69	70-74	75-79
(22.7-26.8) …	64 (64)												
(27.2-31.3) …	62 (60)												
(31.8-35.8) …	60 (58)												
(36.3-40.4) …	58 (56)	58 (56)	58 (56)	56 (54)	54 (52)	54 (48)	52 (46)	50 (44)	50 (42)	48 (42)	46 (40)	46 (38)	44 (36)
(40.8-44.9) …	56 (52)	56 (54)	56 (52)	54 (50)	54 (48)	52 (46)	50 (44)	50 (44)	48 (42)	46 (40)	44 (38)	44 (38)	42 (36)
(45.4-49.4) …	54 (50)	56 (52)	56 (52)	54 (50)	52 (48)	50 (46)	50 (44)	48 (42)	46 (40)	44 (38)	44 (36)	42 (36)	40 (34)
(49.9-54.0) …	52 (46)	54 (50)	54 (50)	52 (48)	50 (46)	50 (44)	48 (42)	46 (40)	46 (38)	44 (36)	42 (36)	42 (34)	40 (32)
(54.4-58.5) …	50 (40)	52 (48)	54 (48)	52 (46)	50 (44)	48 (42)	46 (40)	46 (38)	44 (38)	42 (36)	40 (34)	40 (32)	38 (30)
(59.0-63.0) …	48 (40)	50 (46)	52 (46)	50 (44)	48 (42)	48 (40)	46 (38)	44 (38)	42 (36)	40 (34)	40 (32)	38 (30)	36 (30)
(63.5-67.6) …	46 (38)	48 (44)	50 (44)	48 (42)	48 (40)	46 (38)	44 (38)	42 (36)	40 (34)	40 (32)	38 (32)	36 (30)	36 (28)
(68.0-72.1) …	44 (34)	48 (42)	50 (40)	48 (40)	46 (38)	44 (38)	42 (36)	40 (34)	40 (32)	38 (32)	36 (30)	36 (28)	34 (26)
(72.6-76.7) …	42 (32)	46 (40)	48 (38)	46 (38)	44 (36)	44 (36)	42 (34)	40 (32)	38 (32)	36 (30)	36 (28)	34 (26)	34 (24)
(77.1-81.2) …	40 (28)	44 (38)	46 (36)	46 (36)	44 (34)	42 (34)	40 (32)	38 (32)	36 (30)	36 (28)	34 (26)	34 (26)	32 (24)
(81.6-85.7) …	38 (26)	42 (36)	46 (34)	44 (34)	42 (34)	40 (32)	38 (32)	38 (30)	36 (28)	34 (28)	32 (26)	32 (24)	30 (22)
(86.2-90.3) …	36 (24)	40 (34)	44 (32)	42 (32)	42 (32)	40 (30)	38 (30)	36 (28)	34 (26)	32 (26)	30 (24)	30 (24)	28 (22)
(90.7-94.8) …		38 (32)	42 (30)	42 (30)	40 (30)	38 (28)	36 (28)	34 (26)	32 (26)	32 (24)	30 (22)	28 (22)	28 (20)
(95.3-99.4) …		36 (30)	42 (28)	40 (28)	38 (28)	36 (26)	34 (26)	34 (26)	32 (24)	30 (22)	28 (22)	28 (22)	26 (20)
(99.8-103.9) …		34 (28)	40 (26)	40 (26)	38 (26)	36 (26)	34 (24)	32 (24)	30 (22)	28 (22)	26 (20)	26 (20)	24 (18)

男性の昇降回数と，女性の昇降回数（ ）内，を示す。
(Master AM, et al：New York J Med 61：1850-7, 1961 より引用)

プロトコルがないことが難点です。

　トレッドミルは歩行という最も自然な運動で行え、運動終点では通常自転車エルゴメータよりも高い心拍数と血圧を獲得することができるので、最もオーソドックスな方法といえます。

b．負荷の種類

　負荷の種類としては、まず、マスター二階段試験に代表されるように単一の所定の負荷量を所定の時間行う単一水準定量負荷があります。

　一方、漸増式多段階負荷は現在の負荷方法の主流で、単一水準定量負荷の負荷量をあらかじめ決められたプロトコルに従って経時的に漸増する方法で、通常は血行動態がある程度安定する2〜3分は同一負荷量とし、その後に、次のステージ（負荷量）に移行します。トレッドミルではベルトのスピードと傾斜を変えることにより、自転車エルゴメータではペダルの重さを機械的または電気的にコントロールすることにより負荷量を漸増させます。定常状態に達して、心電図や血圧および症状に異常がないことを確認してから次の負荷量に進むので、虚血や不整脈などの有無を評価しながら安全に負荷試験を施行することが可能です。

　ランプ負荷は主に自転車エルゴメータで用いられ、負荷量を直線的に増加させる負荷方法です。名称の由来は、高速道路の本線車道への流入や流出のランプ（傾斜路）にあるとされています。緩やかに負荷量を漸増させる方法で、定常状態をつくらずに運動に対する身体反応を評価するものです。主に呼気ガス分析を併用した心肺運動負荷試験で、嫌気性代謝閾値や最高酸素摂取量などの運動耐容能の指標を求めるために用いられます。

5　運動負荷試験のプロトコル

　すでに述べたように、もともとの運動負荷試験では狭心症状を生じる動作を模擬的に再現して、その前後の心電図を比較していました。その後、負荷方法のスタンダードともいえる漸増式多段階負荷では、ベルトのスピードと傾斜を変えられるトレッドミルを用いて、統一されたプロトコルで負荷を行うことにより、多くのデータが蓄積され、重症度の評価や予後の推定も可能になってきました。

表4 トレッドミル運動負荷試験の
Bruce 法の速度と傾斜および予測負荷量

ステージ (各3分)	速度 (mph：mile/hr)	速度 (km/hr)	傾斜 (%)	予測METs (METs)
1	1.7	2.7	10	4.8
2	2.5	4	12	6.8
3	3.4	5.5	14	9.6
4	4.2	6.9	16	13.2
5	5	8	18	16.6
6	5.5	8.8	20	20
7	6	9.6	22	—

　トレッドミル負荷試験には様々なプロトコルがありますが、基本的には、①多段階漸増式の負荷であること、②速度と傾斜を変えることにより負荷量を調整することの2点です。低負荷より開始し、ステージの漸増幅は2〜3 METs（metabolic equivalent units）とし、各段階を2〜3分間、全運動負荷を15分（可能であれば10〜12分）以内に終了します。

　負荷時間が長くなると、本来循環器系への負荷を目的に行われるべきところが、下肢などの運動器への負荷の要素が強くなってしまいます。先に述べたように、できれば10〜12分以内に負荷を終了できるプロトコルを選択すべきです。逆に、被検者が運動への適応が早く、高いレベルの運動量が期待される場合には、ステージを飛ばして負荷時間を短縮してもよいといわれていますが、あまり無理をしないほうが無難です。

　運動負荷試験の検者は、しばしば飛行機の操縦士に例えられます。操縦士が離陸時と着陸時に特に神経を集中するように、トレッドミルの検者も、開始時（プロトコルを選択してベルトを動かし始めるとき）と、終了時（運動中止徴候を判断してベルトを停止するとき）に注意を集中します。まず、開始時に注意すべき点は、禁忌症例に負荷をかけないことと適切なプロトコルを選択することです。

　通常は表4に示した Bruce 法を用います。また、学校健診で不整脈の指摘があった症例やスポーツの可否を判断する場合には、本来1ステージ3分のBruce 法を、1ステージ2分単位で進めています。これは、全体の負荷時間を

短くする意味と、普通のスポーツでは突然動き出すなど、必ずしも定常状態をつくりながら負荷量が増加することがないため、短時間で負荷量を増やすことで実際のスポーツに近い負荷を与えようとする考えからです。逆に、高齢者や運動耐容能のおぼつかない被験者の場合には、ステージ1の前に「1.7 mphで傾斜0%（平地歩行）」のステージ0を3分間実施することもあります。なお、薬効やPCIの治療効果を判定する場合には、前回の負荷試験と同じプロトコルで行うことが望ましいと考えます。

　ちなみに著者が勤務していた岩手医科大学では、87%の症例が表4のBruce法で施行されており、その他8%がステージ0を付加したプロトコル、5%が1ステージ2分で進めるプロトコルでした。

　自転車エルゴメータを用いるプロトコルとして、日本心臓核医学会のHPには、「通常臥位あるいは座位にて負荷を行う」ことと、「25Wあるいは50Wから負荷を開始し、3分（あるいは2分）ごとに25Wずつ増加する多段階負荷が用いられる」との記載があります。

　ただし、個人的には負荷開始は15〜25W程度が望ましく、ペダルを漕ぐことに不慣れな場合や運動耐容能が低い場合には0Wの負荷も考慮すべきと考えています。

　なお、自転車エルゴメータとトレッドミルの負荷量は酸素摂取量を仲介にして換算することが可能です。結論から言うと、

　平地歩行のトレッドミルの時速＝（エルゴメータのW）×7.34/体重

　という式があるので[4)]、エルゴメータのW数を約7倍して、体重で除せばよいということになります。もし、体重が70kg前後であるとすれば、エルゴメータのW数を単に10で除せば、おおむね平地歩行時の時速（km/hr）に換算できます。

　また基本的な負荷量として、マスター・ダブル二階段負荷試験とトレッドミルのBruce法のステージ2および自転車エルゴメータの100Wの負荷量がおよそ7 METs前後の負荷量になることは知っておくべきです。

6　安静時・運動時・回復期の血圧測定

　運動負荷中や回復期の血圧経過（通常指標とするのは収縮期血圧）は重要な

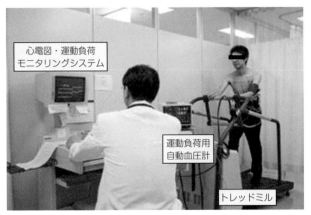

図3 トレッドミル運動負荷試験の, 心電図・運動負荷モニタリングシステムと
心電図・自動血圧計によるモニタリングの実際

指標の一つで、経時的に測定する必要があります。血圧測定のためにマンパ
ワーを割くことができれば、用手法での血圧測定でも問題はありませんが、自
動血圧計で測定するほうが現実的かと考えます。運動負荷試験を実施するため
の、心電図・運動負荷モニタリングシステムと自動血圧計による血圧測定の様
子を図3に示します。ただし、自動血圧計を用いる場合には運動負荷専用の機
種を用いるべきです。

　なお、血液循環はしばしば電気回路に例えられ、「電圧＝電流×抵抗」の式と
同様に、収縮期血圧は心拍出量と末梢血管抵抗によって規定されます。運動負
荷中は活動筋に大量の血流が配分できるように血管拡張が生じ、この血管拡張
は非活動筋や内臓などの血管収縮を上回るため、末梢血管抵抗は低下します。
しかし、心拍出量の増加はこの末梢血管抵抗の低下を相殺する以上に増加する
ため、通常、収縮期血圧は上昇します。したがって、負荷試験が進行して負荷
量が漸増するにもかかわらず血圧が低下することは、虚血などによる心拍出量
の低下を意味し、しばしば左主幹部病変や三枝病変を示唆する所見でもありま
す。多段階運動負荷試験では、前のステージよりも 20 mmHg の血圧低下があ
れば試験を中止すべきとしたり[5]、安静時血圧を下回れば有意な血圧低下と評
価すべきであるとの報告があります[6]。また、負荷に伴い血圧が上昇するもの
の、その程度が小さく、特に 130 mmHg 以上に上昇しない場合には虚血所見
とする報告もあります[7]。ステージが上がり、負荷量が増えればそれに伴い昇

圧することが生理的反応ですので、前のステージよりも15から20 mmHgの血圧低下があれば、運動負荷中止徴候と考えるべきです。

　血圧の測定は、まず負荷前に臥位と立位で測定します。過去に記録された通常の安静時心電図や発作時心電図（通常臥位）との比較・確認のため、負荷前に臥位の心電図を記録しますが、このときに血圧測定も行います。また、立位（または坐位）の安静時心電図が負荷中の心電図変化を比較するコントロールになるため、立位での心電図も記録しますが（立位のみでST下降を生じる偽陽性例をスクリーニングする意味もあります）、このときにも血圧測定も行います。臥位と立位で血圧測定することで、起立性低血圧が確認されることもあります。

　負荷中は各ステージの終了直前（次のステージに上がる直前）に血圧を測定します。通常、各ステージの終了直前1分前くらいから測定し始めて、1分以内に測定を終了します。回復期にも運動終了後6分までは1分ごとに測定します。

　負荷終了後の回復期の血圧経過も重要です。運動終点時に比べて、終了後2分以内に10 mmHg以上の血圧上昇を認める例では、重症冠動脈病変例が多いとされています[8]。また、負荷終了3分後の血圧と負荷中の最大血圧の比（負荷終了3分後の収縮期血圧/負荷時最大血圧）が0.8以上の場合には、血圧の回復が不良と判断して虚血の可能性があるとする報告もあります。

7　運動負荷試験の注意事項

　どのような検査でも同じですが、その適応と限界を知ることは必須です。運動負荷試験にも残念ながら限界があります。Lesson 0で述べたように、①高齢で自立歩行がおぼつかない方、脳卒中や整形外科的合併症による歩行障害のある方など検査に耐える運動能力がない患者さん、②末梢動脈疾患や脊柱管狭窄により跛行を来す患者さんなど、非心源性の症状による運動の継続が困難な患者さん、③左脚ブロック、WPW症候群などの患者さんなど、もともとの心電図異常から心電図変化が評価できない患者さんには適応がありません（右脚ブロック時には、V4〜V6誘導では通常通りにST低下の評価は可能ですが、V1〜V3誘導のST低下は評価すべきではありません）。

　特に③で示したように、もともとの心電図のST-T部分の波形によって虚血

の評価ができない患者さんでも、運動による心拍応答や不整脈の増減や運動耐容能の評価を目的に運動負荷試験を依頼されることがあります。このような場合には、運動負荷心電図による虚血評価は「評価不能」と表現します。一方、目標心拍数に到達せず、有意な虚血性心電図変化がないまま負荷を終了した状況を「判定不能」と呼びます。これは、心筋虚血がなく冠動脈病変の存在が否定的であるのか、負荷量不足のため心筋虚血が検出できなかったのかが判定できない状況にあるためです。虚血評価が主たる目的の場合に、β遮断薬の内服による心拍応答の不良や間歇性跛行の出現など、運動中止徴候に十分な理由がないままに、安易に負荷試験を終了すべきではないと考えています。

　また、Lesson 0 の表 2 に示したように、運動負荷試験が禁忌となる患者さんがおられることにも注意します。また、禁忌の病態がないにもかかわらず、心室細動などの致死的不整脈が誘発されたり、転倒することもあるので、救急医療機器や薬品を常備する必要があります。救急カート、除細動器、処置用のベッドは不可欠です。最近の除細動器には除細動以外にもベッドサイドモニター機能を備えた高機能機種も存在しますが、基本的には心室細動に対応できる機種であればよく、自動体外式除細動器（automated external defibrillator：AED）でも十分と考えます。なお、救急カート内の救急薬品はめったに使うことがないため、メンテナンスがおろそかになりがちです。定期的な点検が不可欠なことは言うまでもありません。

Lesson 1 のまとめ

　運動負荷試験の目的には、①虚血性心疾患の診断、②虚血性心疾患の重症度評価、③治療介入効果の判定、④虚血性心疾患のスクリーニング、⑤生活指導や心臓リハビリテーション（運動処方）、⑥不整脈の評価、⑦下肢虚血・間歇性跛行の評価などがある。

　運動負荷試験は被検者に運動してもらい、その間の心電図や血圧を記録する。検査室は運動に快適な温度・湿度であり、心電図にノイズが混入しない環境でなければならない。

　電極の装着には、Mason-Likar 誘導法を用い、装着皮膚面をきれいにし、運動負荷専用の電極を用いる。テープやベルトで電極とケーブ

ルを身体に密着するように固定し、ノイズの混入を防ぐ。

　負荷にはトレッドミル以外に、マスター二階段試験、自転車エルゴメータがあるが、マスター法は積極的に用いるべきではない。自転車エルゴメータは上半身の動揺が少なく、心電図や血圧が安定して記録でき、採血や注射も容易で、負荷量を直線的に増加させるランプ負荷も可能で用途はあるものの、下肢疲労で運動を終了することが多く、標準的なプロトコルがない。トレッドミルは歩行という最も自然な運動で行え、高い心拍数と血圧を獲得することができる最もオーソドックスな方法で、通常は Bruce 法を用いて試験を実施する。

　運動負荷中や回復期の血圧経過は重要な指標の一つで、経時的に測定する必要がある。負荷試験が進行して負荷量が漸増するにもかかわらず血圧が低下することは、重症虚血を示唆する所見である。

　運動負荷試験の注意事項として、運動能力がない、運動の継続が困難、もともとの心電図異常から心電図変化が評価できない患者さん（評価不能）など、良い適応がない患者さんや禁忌の患者さんがいる。検査として心室細動などの致死的不整脈が誘発されたり、転倒することもあるので、救急医療機器や薬品を常備する必要がある。

📖 文　献

　1) Mark DB, et al：N Engl J Med 325：849-53, 1991.
　2) Mason RE, et al：Am Heart J 71：196, 1966.
　3) 村上恵子, 他：臨床病理 39：846-52, 1991.
　4) 上嶋健治：運動負荷試験 Q&A 119. 南江堂, 東京：p.28, 2013.
　5) Sarma RJ, et al：Circulation 65：684-9, 1982.
　6) Hammermeister KE, et al：Am J Cardiol 51：1261-6, 1983.
　7) Bruce RA, et al：Circulation 19：543-51, 1959.
　8) 川久保清, 他：心臓 18：651-6, 1986.

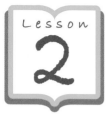

Lesson 2 運動負荷試験前に知っておくべき心電図に関する必須の知識

<注意すべき心電図変化>
1．心拍数
2．調律
　致死的不整脈（心室頻拍・心室細動）、上室頻拍・心房細動、
　徐脈性不整脈、高リスクな心室期外収縮
3．心電図波形の変化
　ST低下、ST低下の偽陽性例、ST上昇、ST評価不能例、T波、
　U波、その他の波形の変化

　さて、前回で「心構え」が終わりましたので、実際の運動負荷試験に…と進みたいところですが、ちょっとその前に必須知識の復習・整理をしておきましょう。今回は運動負荷試験に関わる心電図のお話をします。当然のことですが、実際に患者さんに運動してもらう前に、運動に伴う心電図の変化について熟知しておく必要があります。知っておくべき心電図に関する必須の知識として、特に注意すべきポイントは、①心拍数、②調律、③心電図波形（特にST部分）の変化です。

　ただし、心電図も画像診断の一つですので、記録心電図の波形の質もおろそかにはできません。美しい心電図の撮り方は、前回触れた通りなので、忘れている方はぜひ見直しておいてください。

1 心拍数

　運動負荷試験中は、常に心拍数の変化に注意する必要があります。運動終点の一つである「目標心拍数」への到達には、特に注意を払います。目標心拍数

表1　年齢からみた最大心拍数と目標心拍数

年齢 (歳)	最大心拍数 (拍/分)	目標心拍数 (90%)	目標心拍数 (85%)
80	140	126	119
70	150	135	128
60	160	144	136
50	170	153	145
40	180	162	153
30	190	171	162
20	200	180	170

とは、運動負荷試験を実施するにあたり、被検者に十分な負荷量がかかったと考えてよい心拍数です。すなわち、運動負荷試験では、目標心拍数を凌駕する心拍数で負荷試験が終了して、初めて虚血の有無の判定が可能です。目標心拍数未満の負荷量で負荷試験が終了し、有意な心電図変化が得られなかった場合には、実際に虚血がない（虚血性心疾患に罹患していない）のか、負荷量が不十分で心筋虚血が誘発できなかったのか判別できません。すでに述べましたが、目標心拍数に到達せず負荷試験が終了し、有意な心電図変化が得られなかった場合には、「虚血陰性」ではなく「判定不能（inconclusive study）」としなければなりません。したがって、目標心拍数に到達するかどうかを評価するうえで、常に心拍数には注意しなければならず、通常、最大心拍数の85～90％を目標心拍数としています。

　最大心拍数とは運動量を漸増させてもそれ以上心拍数が増加しない最大運動時の心拍数で、主要な規定因子は年齢といわれています。通常は計算が簡便なこともありBlackburnの式

$$最大心拍数＝220－年齢$$

が用いられることが多いようです。

　著者は目標心拍数の設定として、最大心拍数の90％を努力目標としています。ただ、心拍数が最大心拍数の85～89％にとどまった症例も、虚血の有無の判定は可能と考えており、85％未満のときに判定不能としています。表1に年齢、最大心拍数と最大心拍数の90％および85％を目標心拍数に設定したときの心拍数を掲げました。

　もちろん症例によっては負荷中に心拍数が上昇せず、目標心拍数に到達しに

くいこともあります。陰性変時作用をもつβ遮断薬や一部のカルシウム拮抗薬（ジルチアゼム）、およびアミオダロンのような薬物の影響が一番大きいと感じています。このような場合には十分な負荷量に到達したかどうかを評価することは難しいのですが、虚血性の心電図変化がない場合には、次のLessonで解説する自覚強度の指標であるBorg指数を用いて、Borg指数の17点（かなりきつい）への到達をめどに運動負荷を中止します。

　また、特に原因がないものの運動による心拍応答が不十分なchronotropic incompetence（以下CI：変時不全という訳語もありますが、あまりしっくりきません）という概念があり、その予後が不良であるとの報告がありました。これは負荷中の心拍応答を抑制することで虚血を生じにくくさせるための自衛反応と考えられていました。ただ、著者らはCI症例の運動終点時のBorg指数（後述する自覚運動強度を半定量的に表す指数）が、目標心拍数に到達した症例に比べて有意に低いことを報告しています[1]。すなわち、まだ余力があるにもかかわらず運動負荷試験を中止した症例もCIの中には含まれており、検者がうまく目標心拍数に到達させることができずに負荷を中止してしまった技術的な問題もあると考えています。

② 調 律

　運動負荷試験は虚血性心疾患などを有している患者さんの心臓に負荷をかける検査ですので、出現する不整脈によっては、致死的事故を誘発させかねません。そのため、不整脈の出現には細心の注意を払います。致死的不整脈はもとより頻脈性および徐脈性不整脈の出現や期外収縮の頻度の変化にも注意します。また、運動負荷による、頻発、連発、多源性、R on Tという高リスクな心室期外収縮の出現に注意します。また、心室期外収縮が運動により増加するか減少するかについて言及することは重要なポイントです。以下にそれぞれの不整脈とその対応について順に解説していきます。

a．致死的不整脈（心室頻拍・心室細動）

　運動負荷試験で最も注意すべき不整脈は心室頻拍と心室細動です。これらの不整脈が出現すれば、ただちに運動を中止して救急処置を行います。心室細動ではただちに除細動を行い、心室頻拍では意識がなければ除細動を、意識があ

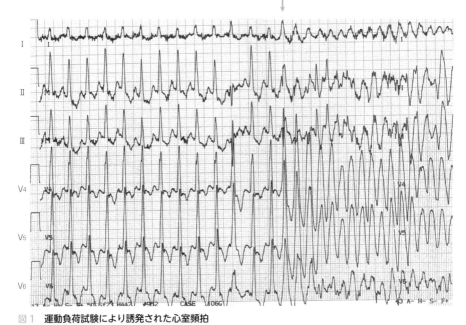

図1　運動負荷試験により誘発された心室頻拍

運動負荷試験終了直前に↓のところで，洞調律から心室頻拍へ移行しています．

　れば抗不整脈投与などを行います。その際、カルテなどに心室頻拍への有効な
停止薬の記載があれば優先して投与します。同時に院内の救急コールなども利
用して、「助っ人」を集めます。検査の依頼医への連絡も必要です。

　　心室性期外収縮の３連発以上を心室頻拍とした場合には、その発症頻度はお
よそ１〜1.5％に[2, 3]、５連発以上とした場合には0.3％前後になるようで[4, 5]、
さらに心室細動は重症の心室頻拍の10％前後にみられます。岩手医科大学で
施行した運動負荷試験で誘発された頻脈性不整脈（３連発以上）の検討では心
室頻拍の頻度は0.5％で、その67％は３〜４連発のいわゆるshort run（ショー
トラン）でした。心室性期外収縮や心室頻拍の既往のある患者さんで多くみら
れ、しかも負荷強度が高い状況や回復期にみられる傾向にあります。やはり運
動負荷試験の検者はそれなりの心構えで臨むべきで、著者は運動負荷試験開始
前には、除細動器のパドルにペーストを塗布した状態でスタンバイしていまし
た。図1に運動負荷中に認められた心室頻拍の実例を示します。

b．上室頻拍・心房細動

　運動負荷試験で上室頻拍や心房細動が誘発されることもあります。これらの不整脈が持続する場合には運動を中止し、抗不整脈投与などを行います。カルテなどに有効な停止薬の記載があれば優先して投与することは致死的不整脈出現時と同じです。単回の short run 程度であれば運動の中止は必要なくそのまま検査を続けることも可能ですが、short run を繰り返すようであれば、検査は中止します。

　前記と同じ岩手医科大学での検討では、運動負荷で誘発された上室頻拍と心房細動の頻度は、おのおの 1.1％と 0.9％で、上室頻拍の 50％は 3〜4 連発のいわゆる short run でした。なお、これら上室頻拍や心房細動の約 40％は運動終了後に認められています。回復期の観察にも手は抜けません。

c．徐脈性不整脈

　運動中に洞機能不全や房室ブロックなどの徐脈性不整脈に遭遇することはほとんどありません。ただし、運動負荷試験終了後から回復期に洞停止などの徐脈性不整脈を認めることがあります。通常は、運動による心拍応答は良好なため、洞機能不全によるものではなくて迷走神経の過緊張によるものと考えられています。症状が軽ければ、臥位をとってもらい下肢を挙上した状態で経過を観察します。重症であれば輸液ルートを確保して補液やアトロピン投与などを考慮します。図 2 に運動負荷試験終了後に生じた迷走神経反射による洞徐脈の実例を示します。

d．高リスクな心室期外収縮

　頻発、連発、多源性、R on T といった心室期外収縮は心室頻拍や心室細動といった致死的不整の前兆であったり、誘発する可能性があるため、高リスクな心室期外収縮と考えられます。このような不整脈を繰り返すようであれば、運動を中止します。

　なお、通常、期外収縮は運動によりその頻度は低下する傾向にあるので、増加していく場合には注意深く経過を観察します。また、期外収縮をその頻度から頻発と散発に分ける場合には、安静時心電図の分類ではありますが、ミネソタコードの分類を応用しています。すなわち、期外収縮の数が、記録した全波

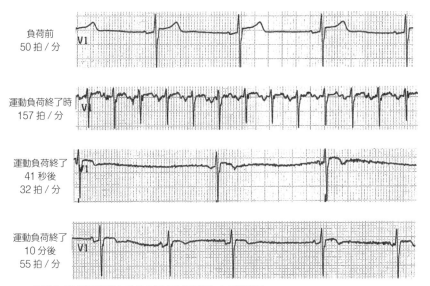

図2　運動負荷試験終了後に生じた迷走神経反射による洞徐脈

目標心拍数に到達して運動負荷試験を終了したのち，比較的早期から徐脈を発症し，下肢挙上などの対応でもとに復しています.

形数の10%以上ある場合には、特別にコード（8-1-1、8-1-2、8-1-3）されているので、運動負荷試験でも期外収縮の数が記録した全波形数の10%以上であれば頻発、10%未満であれば散発と考えています。

　しかし、これらの致死的不整脈は、正常冠動脈である拡張型心筋症や弁膜症でも運動によって誘発されることがあります。また、上室頻拍や心房細動は虚血性心疾患のない見かけ上健常な方にも誘発されることがあります。したがって、運動負荷による期外収縮の出現や増加は必ずしも虚血に基づくものではない所見と考えられます。不整脈の出現を根拠にして、「心筋虚血陽性」と判断することは適当ではありません。

3　心電図波形の変化

　運動により、心電図波形の構成成分のP、Q、R、ST、T、Uの各成分は変化しますが、最も注目すべきはSTの変化です。また、まれな出現頻度であっても陰性（陽性）U波の出現を見落としてはいけません。以下に、最も重要なポ

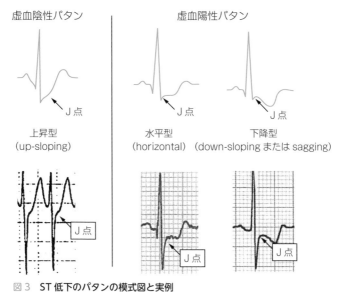

図3　ST低下のパタンの模式図と実例
左は虚血陰性パタンの上昇型を，中・右は虚血陽性パタンの水平型・下降型パタンを
示します．

イントである ST 部分の変化から説明を始め、次いで T、U 波の変化を、最後
にあまり臨床応用されていませんが、その他の波形の変化について解説してい
きたいと思います。

a．ST 低下

　運動負荷試験で誘発される虚血性の心電図変化の主体は ST 部分の変化（低
下・上昇）ですが、主に気をつけるべき変化は ST 低下です。その評価に際し
ては、ST の低下度に留意するだけでなく、低下した ST のパタンも虚血診断へ
の重要な要素です。

　著者は ST の計測部位は J 点（QRS 波形の終末で T 波との接合部分）で行
い、基線から 0.1 mV 以上の低下を基準とするとともに、低下した ST 部分の
パターンが水平型（horizontal）や下降型（down-sloping または sagging）の
ときに初めて虚血陽性と判定しています。各パタンの模式図と実例を図 3 に示
しました。なお、早期再分極などで ST が基線より上昇している場合でも、基
線からさらに 0.1 mV 以上低下して初めて陽性とします。

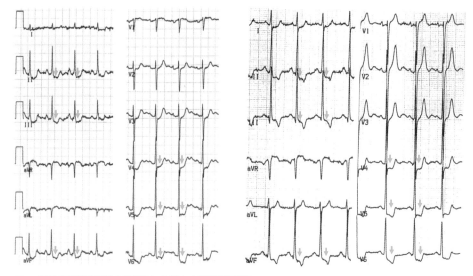

図4　運動負荷試験陽性の代表的な2例の12誘導心電図

左右の心電図はいずれもⅡ・Ⅲ・aVF・V4~V6で，水平型や下降型のST低下を認めており，責任冠動脈がいずれであってもこのような心電図変化を呈することが一般的です．ちなみに左図の責任冠動脈は左前下行枝，右図は三枝病変でした．

　ただし、ST低下のパタンにとらわれないとの考えから、J点から0.06~0.08秒後のST部分の基線（PQ接合部）からの下降度で判定するという考えもあります。診断精度に大きな違いはないとの印象です。

　STの低下度は心筋虚血の程度とともに、R波高にも依存するため、右側前胸部誘導(V1・V2・V3)ではSTは低下しにくく、R波高の高い左胸部誘導(V5・V6)のSTは低下しやすい傾向にあります。すなわち、左前下行枝を責任冠動脈とする前壁虚血であってもV2・V3誘導でSTの低下が認められるわけではありません。責任冠動脈はどこであれ、一般的には図4に示した2つの心電図のようにⅡ・Ⅲ・aVF・V4~V6でST低下を認めます。したがって、STが低下した誘導から責任冠動脈を同定することはできません。

　次に、ST低下の程度は虚血の重症度をおおむね反映すると考えて問題ありません。0.2mV以上の虚血性変化を伴ったST低下では重症冠動脈疾患の存在を疑います。また、STが低下した誘導から責任冠動脈の同定はできないものの、虚血型のST低下を広範囲の誘導に認めた場合には、やはり多枝病変などの重症冠動脈疾患を考えるべきです。

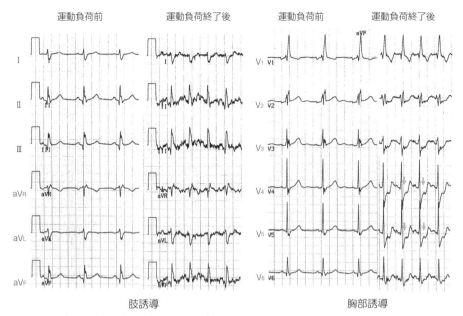

| | 運動負荷前 | 運動負荷終了後 | | 運動負荷前 | 運動負荷終了後 |

図5　右脚ブロック例での運動負荷試験の陽性例
V₄～V₆ 誘導に 0.1 mV 以上の水平型や下降型の ST 低下を認めており，虚血陽性と評価します．

　なお、脚ブロックを伴う心電図での ST 低下の判定ですが、右脚ブロックのときには、V₁～V₃ 誘導や肢誘導では ST 部分を評価すべきではありませんが、V₄～V₆ 誘導に関しては通常通りに ST 部分を評価して問題ありません[6]。図5に右脚ブロック例での虚血陽性例の心電図変化を示します。一方、左脚ブロックのときには、運動負荷により ST が 10 mm 以上低下することもまれではなく、すべての誘導において ST 低下の診断的意義を見い出すことはできません。したがって左脚ブロック例の冠動脈疾患の非侵襲的診断には薬物負荷（運動負荷では偽陽性結果の可能性があるため）心筋シンチグラフィや冠動脈 CT など、他の検査方法を用いる必要があるでしょう。

　最後に、心内膜下虚血による ST 低下の機序を説明します。心内膜側に虚血が生じると傷害電流が発生します。この傷害電流は心内膜の虚血側から心外膜に向かって、すなわち心電図の電極の方向に向かうため、心電図の基線部分は陽性側（上方）にシフトします。しかし、脱分極終了直後の QRS より後ろは、不応期に入っており傷害電流の発生を認めません。したがって、上方にシフト

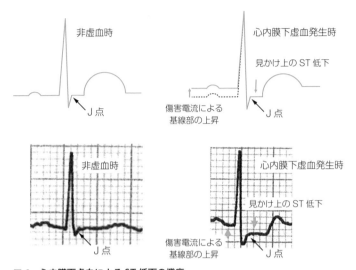

図6　心内膜下虚血によるST低下の機序
心内膜下虚血による傷害電流は基線部分を上方にシフトさせますが，脱分極後のST部分には傷害電流が及ばないため，基線部の上昇をST低下と見かけ上評価してしまいます．

した基線は下方（もとの基線のレベル）に戻ります。すなわち、心筋虚血によるST低下は、本来はSTの低下ではなく、基線部の上昇をみていることになります。しかし、基線を基準にみることに慣れてしまっているため、見かけ上ST部分の低下として見えるのです。図6に心内膜下虚血によるSTの低下機序を模式的に示した図と、実例を掲げています。

　しかし、ST低下をもたらす原因は心筋虚血以外にも様々な要素があります。これは、とりもなおさず心筋虚血の偽陽性を呈する病態といえますので、次のLessonで詳述します。

b．ST低下の偽陽性例

　心筋虚血以外にも類似のST低下を生じる病態は数多くありますが、ⅰTa波、ⅱ左室肥大、ⅲ女性、ⅳ薬物の影響、ⅴ僧帽弁疾患、ⅵlate recovery、ⅶPCI後6ケ月以内、は理解しておくべきでしょう。順次説明していきます。

ⅰTa波
心室の興奮波であるQRS波に対応する再分極波としてT波が存在するよう

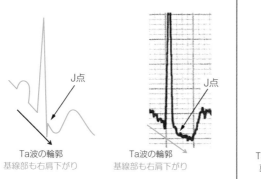

図7　Ta 波による ST 低下の偽陽性の模式図と実例

頻脈などで PR 間隔や QRS 幅が短縮すると, 心房興奮の再分極派である Ta 波が ST 部分に下降型の ST 低下として記録されます. ただし, PR 部分から ST 部分に陰性の Ta 波の輪郭が確認できるので, 参考図の Ta 波によらない真の虚血性の ST 低下とは区別できます.

に、心房の興奮波である P 波にも対応する再分極波として Ta 波が存在します。ただ、この Ta 波は通常は QRS 波の中に埋没しているため、ほとんど目にすることはありません。しかし、運動負荷などにより頻脈になると、PR 間隔や QRS 幅が短縮するため、Ta 波が ST 部分に記録されるようになります。しかも、この Ta 波は通常陰性の波形として記録されるため、ST 部分は低下したように観察されるだけでなく、下降型の ST 低下を呈するために虚血パタンとして認識されてしまいます。しかし、よくみてみると、PR 部分（基線）が右肩下がりに下降して、下降型（down-sloping または sagging）に低下した ST 部分までが直線を形成することで、P 波から続く「陰性の Ta 波の輪郭」が浮かび上がってきます。図7に Ta 波による ST 低下の偽陽性変化の模式図と実際の心電図波形および参考図として真陽性下降型 ST 低下の実例を示します。また、負荷終了後に心拍数が低下すると、Ta 波は QRS 波の中に取り込まれてしまい、ST 部分の低下は長く続かず早期に正常化します。

(ii) 左室肥大

　左室肥大などの高電位差においては、通常よりも ST が大きく低下して偽陽性の原因になります。これは ST の低下度が虚血の程度だけでなく R 波高にも依存するためと考えます。この偽陽性の ST 低下も通常は運動負荷終了後2分

以内に回復します。

(ⅲ) 女　性

女性に ST 変化の偽陽性が多いことはよく知られており、特に下壁誘導部位で ST 低下が強くみられる場合には偽陽性の可能性が高いとされています。従来からエストロゲンの影響と考えられており、ジギタリスによる偽陽性変化もその化学構造がエストロゲンに類似しているからと考えられてきました。最近では閉経前女性における冠動脈疾患の有病率が低く（検査前確率の低下）、女性全体における運動負荷心電図の診断感度を下げている可能性も示唆されています。

(ⅳ) 薬物の影響

ジギタリス以外の薬物の中にも偽陽性に関わるものが知られています。イミプラミン、ジアゼパム、リチウムといった精神神経用薬物は、運動による ST 低下を増強して偽陽性を呈します。また、低カリウム血症を来す降圧利尿薬でも、偽陽性を呈する可能性があります。すべての薬物において、運動負荷試験時の心電図変化に及ぼす影響がわかっているわけではありませんが、低カリウム血症と同様に、QT 延長の原因となるような薬物（抗不整脈薬や向精神薬の一部）でも偽陽性を呈する可能性がありそうです。

(ⅴ) 僧帽弁疾患

僧帽弁疾患も偽陽性を呈する病態として忘れてはなりません。僧帽弁狭窄症ではジギタリスの処方の有無にかかわらず偽陽性が多く、僧帽弁逸脱症も偽陽性を呈する基礎疾患の一つです。

(ⅵ) Late Recovery

最後に、late recovery（適当な訳語がありません）について解説します。late recovery とは目標心拍数に到達して運動終点を迎え、その時点では心電図に有意な ST 変化がない（虚血陰性）にもかかわらず、回復中期から ST が低下し始め、比較的長時間にわたって有意な ST 低下が遷延する状態をいいます。late recovery 以外の偽陽性の変化では ST 変化は回復が速く、1～2 分でほぼもとの心電図波形に復すこととは大きな違いがあります。そのため、回復

後期の心電図でST部分を評価することは適切でないとの勧告もあります。

　機序は明らかではありませんが、約半数は高血圧患者さんで、その他冠攣縮性狭心症や中年女性にもみられるとされています。いずれにせよlate recovery では運動終了時には有意な虚血性変化がないことから、真の陽性変化との鑑別が可能です。

(vii) PCI後6ケ月以内

　PCI後の比較的早期には、冠動脈造影で狭窄部の開大が確認されていても、運動負荷心電図で虚血性のST低下所見を認めることがあります。狭窄病変が解除された後にも冠予備能はただちには改善せず、負荷心電図上は虚血性の心電図変化を呈するためと考えられています。このことから、PCI後の患者さんでは、無症候であれば術後早期の運動負荷試験の意義は乏しく、術後6ケ月程度の期間内では再狭窄の有無を運動負荷心電図でスクリーニングすることは好ましくありません[7]。

c．ST上昇

　ST上昇による虚血陽性基準については確立された診断基準はありませんが、著者はJ点での0.1 mV以上の上昇を目安としています。また、運動負荷試験でSTが上昇した場合、心筋梗塞の既往例か否かでその解釈は異なります。

　心筋梗塞のない場合には、ST上昇は貫壁性の心筋虚血を示す所見ですので、注意深い対応が必要です。一般には冠動脈の比較的近位部の攣縮や高度狭窄の存在を示唆します。運動によるストレスが高度狭窄病変の血管トーヌスを亢進させることにより貫壁性の虚血を生じ、STが上昇すると考えられています。図8にST上昇の模式図と実際のST上昇波形を示します。

　一方、心筋梗塞症例の運動負荷によるST上昇については少し意味合いが違います。すなわち、運動負荷によりQ波のある誘導（心筋梗塞部位）にST上昇が誘発される場合には、心筋虚血を意味する場合と心筋の壁運動異常（dyskinesis）を意味する場合があるからです。このとき、陰性T波の陽転化や尖鋭化に伴って、STが下に凸の形で上昇する場合には虚血所見と関連し、逆にT波の陽転がなく、上に凸の形でSTが上昇する場合には壁運動異常所見と関連するとされています[8]。図9に梗塞部における虚血性変化と壁運動異常によるST上昇の模式図と、実際のST上昇波形を示します。

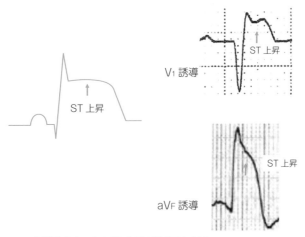

図8　貫壁性虚血による ST 上昇の模式図と実例

実際の ST 上昇波形で，心筋虚血が強い場合には，図の aVF 誘導の ST 上昇のように矩形波に近い形を示すこともあります.

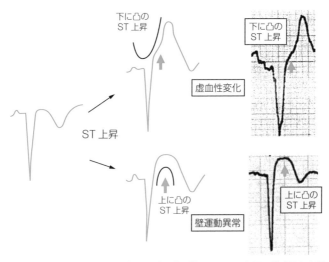

図9　梗塞部における虚血性変化と壁運動異常による ST 上昇の模式図と実例

下に凸の形で上昇する場合には心筋虚血と関連し，上に凸の形をした ST 上昇は壁運動異常と関連します.

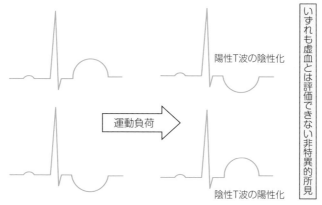

陽性T波の陰性化

運動負荷

陰性T波の陽性化

いずれも虚血とは評価できない非特異的所見

図10　運動負荷によるT波の逆転

ST変化を伴わない陽性T波の陰転化，または陰性T波の陽性化は非特異的所見として，虚血陽性の指標にはしません.

d．ST評価不能例

左脚ブロックやWPW症候群はST低下に診断的意義を見い出せないことは、Lesson 1でも述べた通りです。これらの心電図の判定は、「評価不能」と考える必要があります。

e．T波

通常、運動負荷によりT波が大きく変化することはありません。変化がみられる場合にはその主体は陽性T波の陰転化、または陰性T波の陽性化（偽正常化：pseudonormalization）です。ただしこれらのST変化を伴わないT波だけの変化は虚血を反映するものではなく、非特異的所見と考えられます（図10）。

しかし、マスター二階段試験の虚血の診断基準（表2）は何回かの改訂を経ながら、1968年の改訂では「T波逆転（少なくとも1.5 mmの陽性T波が同じ1.5 mm以上の陰性T波になるか、陰性T波が少なくとも1.5 mm以上の陽性T波になるとき）」というT波の逆転（陽性T波の陰転化や陰性T波の陽性化）に関する基準が含まれています。これはどう解釈すべきでしょうか。正常では、T波は陽性で運動負荷終了から回復期にかけて増高します。したがって、陽性T波が陰性化することにはなんらかの病態が関わっている可能性がありま

表2 マスター二階段試験の診断基準

1. ST 0.5 mm 以上の降下
2. ST の junctional depression で QX/QT≧50%，QT ratio≧1.07
3. ST 降下の型に関係なく 2 mm 以上の ST 降下
4. ST 上昇，一過性の Q 波出現，一過性左脚ブロック，U 波逆転，重い不整脈
   （一過性の心室頻拍，完全および不完全房室ブロック，心房性頻拍，心房細動，多源性または 3～4 個の連続性心室性期外収縮などの出現）
5. T 波逆転
   （少なくとも 1.5 mm の陽性 T 波が同じ 1.5 mm 以上の陰性 T 波になるか，陰性 T 波が少なくとも 1.5 mm 以上の陽性 T 波になるとき）

す。また、もともと陰性 T 波が存在すれば、運動による偽陽性化の有無にかかわらず、原疾患に陳旧性心筋梗塞症や左室肥大などの異常がある可能性が高いわけです。おそらくマスター二階段試験はスクリーニング的に行われることも多いので、特異度は下げても感度を上げて、種々の心疾患の見落としを少なくするために T 波の変化も診断基準に加えたのではないかと考えています。

運動負荷試験の大家の村山正博先生は、運動負荷による T 波の変化について「運動負荷による T 波の逆転については、これを異常とするものと正常でも起こるとするものがあるが、いずれも特に深い根拠のあるものはなく経験的なものが多い。正常者にて過呼吸により左側胸部誘導にて T 波が逆転することもあり、T 波逆転を心筋虚血とすぐ結びつけるのは妥当ではない」[9]とされています。虚血評価の観点からはやはり、ST 変化を伴わない T 波だけの変化は非特異的所見と考えてよいでしょう。

ただし、運動負荷試験とは別に、安静時の狭心発作時（不安定狭心症などでの安静時自然発作）にも陰性 T 波の偽陽性化を認めることがあります。これは重症虚血の所見とされています。安静時と運動時の違いもあり、運動負荷試験の同様の変化とは厳密に区別されるべき病態です。

f．U 波

それほど高い頻度ではありませんが、運動負荷による心筋虚血の出現により胸部誘導に U 波の変化を認めることがあります。左側胸部誘導（V4～V6）の陰性 U 波は左前下行枝の中枢側病変を示唆し、右側胸部誘導（V1～V3）の陽性 U 波は左回旋枝（右冠動脈）の中枢側病変を示唆し、いずれも予後不良の所見とされているので、見逃せない所見です[10~12]。

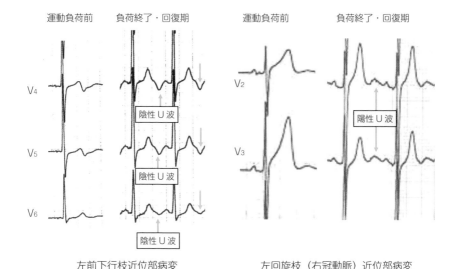

図11 **運動負荷による左側胸部誘導の陰性U波と右側胸部誘導の陽性U波**

左図の左側胸部誘導の陰性U波は左前下行枝の中枢側病変を示唆し，右図の右側胸部誘導の陽性U波は左回旋枝（右冠動脈）の中枢側病変を示唆します．

　　ただ、これらの変化は意識しないと見落とす所見であり、しかも運動中は基線の動揺などで評価することは難しいため、基線の安定した負荷終了後1～2分の早期回復期に注意深く観察します。図11左に運動負荷終了後の早期回復期にみられた左側胸部誘導の陰性U波を、右に運動負荷終了後の早期回復期にみられた右側胸部誘導の陽性U波の実際の心電図波形を示します。U波の変化にも気を配れるようになれば、一人前といえましょう。

g．その他の波形の変化（必ずしも臨床応用されていないもの）

　　洞結節は右房にあるので、V1誘導ではP波は先行する陽性の右房の興奮とそれに続く陰性の左房の興奮とが融合して形成されます。もし、運動負荷にて心筋虚血による左房に負荷が生じた場合には、V1の左房成分である後半の陰性成分がより深くなります。したがって、V1誘導のP波の幅×P波の深さで表現されるP terminal force（Morris' index）は運動負荷前に比べて大きくなります（図12）。このようなP波の変化は心機能評価に役立つ可能性があるものの[13]、広く臨床応用されているわけではありません。個人的にはもう少し活用

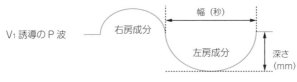

V₁ 誘導のP波

右房成分

幅（秒）

左房成分

深さ（mm）

P terminal force（Morris' index）

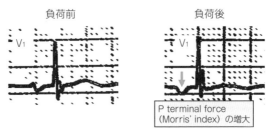

負荷前

負荷後

V₁

V₁

P terminal force
（Morris' index）の増大

図12　P terminal force（Morris' index）と運動負荷による増大

虚血による左室機能障害は左室拡張末期圧を増加させ，左房に負荷を及ぼすことからP terminal force（Morris' index）を増大させます．
上段は模式図を示し，下段に実例を示します．

できる場があるように考えています．

　また、心筋虚血により運動中のR波が増高する、あるいはV₅誘導の中隔性Q波が浅くなるとの報告がありますが、診断基準に加えるほどの精度はないと考えています。

Lesson 2 のまとめ

　運動負荷試験時に注意すべき心電図変化は、心拍数、調律、心電図波形（特にST部分）の変化である。

　目標心拍数は最大心拍数の90％とするが、85〜89％にとどまった症例も判定可能と考え、85％未満であれば判定不能とする。

　徐脈性および頻脈性不整脈の出現や期外収縮の頻度の変化にも注意するが、運動負荷による心室期外収縮の出現や増加は虚血の判定には非特異的所見である。しかし、運動負荷により、致死的不整脈や、頻発、連発、多源性、R on Tという高リスクな心室期外収縮の出現に注

意し、これらの心室期外収縮が運動により増加するか減少するかについて言及する。また、期外収縮の数が記録した全波形数の10%以上を頻発、10%未満を散発と考える。不整脈は運動負荷試験終了後にも発症するため、回復期の心電図記録も重要である。

　心電図波形の変化で最も重要なポイントは、ST部分の変化である。J点で水平型（horizontal）や下降型（down-sloping または sagging）の低下パタンで、0.1mV以上の低下を虚血の陽性基準とする。ST低下で重要なこととして、①STが低下した誘導から責任冠動脈を同定することはできないこと、②左脚ブロック時にはST評価はできないが、右脚ブロック時にはV4〜V6誘導は通常通りにST部分の評価が可能なこと、③Ta波、左室肥大、女性、薬物の影響、僧帽弁疾患、late recovery、PCI後6ケ月以内、といった偽陽性の変化を取る病態があること、を理解する。

　心筋梗塞の合併がないST上昇は貫壁性の心筋虚血の所見であるが、梗塞合併症例のST上昇は心筋虚血の場合（下に凸のST上昇）と心筋の壁運動異常の場合（上に凸のST上昇）がある。

　運動負荷による左側胸部誘導の陰性U波は左前下行枝の中枢側病変を示唆し、右側胸部誘導の陽性U波は左回旋枝（右冠動脈）の中枢側病変を示唆し、予後不良の所見である。

📖 文献

1) 上嶋健治：循環器科 31：642-3，1992.

2) Fleg J, et al：Am J Cardiol 54：762-4, 1984.

3) Yang JC, et al：Arch Intern Med 151：349-53, 1991.

4) 南家俊彦, 他：心臓 31 (suppl 2)：102-8, 1999.

5) 藤原正義, 他：J Cardiol 36：397-404, 2000.

6) Tanaka T, et al：Am J Cardiol 41：670-3, 1978.

7) Korzick DH, et al：Cleve Clin J Med 57：53-6, 1990.

8) Saito M：Jpn Circ J 51：503-10, 1987.

9) 村山正博, 他：心臓 3：307-24, 1971.

10) 長谷川浩一：心臓 20：269-75, 1988.

11) A report of the ACC/AHA task force on assessment of cardiovascular proce-

dures：JACC 8：725-38, 1986.

12）Gerson MC, et al：Circulation 60：1014-20, 1979.

13）日浅芳一，他：呼吸と循環 29：1135-9, 1981.

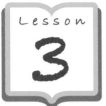

Lesson 3 運動負荷試験前に知るべき情報・伝えるべき情報

1. 検者が知るべき情報————病歴、身体所見、検査所見
   自覚症状の特徴の把握
   ※運動負荷の禁忌がないか

2. 患者さんに説明すべき情報——検査前の心得とリスク
   目的・概要
   トレッドミル歩行へのアドバイス
   （その他、施行試験の説明）

　前回までで「心構え」と「心電図に関する必須の知識」が終わりましたので、いよいよ実際の運動負荷試験に…と進みたいところですが、すでに述べたように、運動負荷試験の実施がリスクになる患者さんがおられます。したがって、患者さんの情報を最大限に収集するために改めて病歴を聴取し、またカルテの記載内容および諸検査の結果を丹念に参照してそのリスクを最小化する必要があります。また、運動負荷試験は安静時心電図や胸部X線あるいは超音波検査などとは異なり、実際に患者さんに「運動を強いる」検査です。すなわち、検査に対する患者さんの理解と協力がなければうまく実施することができません。患者さんには検査の目的と概要およびリスクについて十分に説明する必要があります。

　Lesson 3 では、運動負荷試験前に「検者が知るべき患者さんの情報」と「検者が患者さんに伝えるべき情報」について学習します。なお、トレッドミル運動負荷試験とは別に、後述する心肺運動負荷試験（cardiopulmonary exercise testing：CPX）および6分間歩行試験に関する説明についても言及します。

1 運動負荷試験前に知るべき情報

　実際に患者さんに運動してもらう前に、患者さんの臨床情報を十分に調べます。まず、一番重要なことは、カルテの診断名などを確認して運動負荷の禁忌がないかを確認することです。年齢と性別および現在・過去の職業歴から大まかな運動耐容能を推察します。安静時の呼吸機能検査結果があれば参照します。胸痛がある場合にはその症状と最近の状況を確認します。胸痛の前兆や痛みの特徴（部位はどこか、性状は圧迫感かチクチク感か、頻度や持続時間はどうか、最近これらのパタンに変化がないかどうかなど）の把握は重要です。不整脈の有無とその程度およびその詳細（単なる動悸や胸痛か、失神にまで至るものかなど）も確認します。運動器官の障害の有無や歩行障害があればその程度も確認します。

　次に、安静時心電図やホルター心電図検査および心エコー図検査や心臓カテーテル検査（冠動脈造影）などの循環器関連の検査所見を確認します。安静時心電図は負荷直前の心電図と比較して、大きな変化がないかどうかを確認するために重要です。ホルター心電図検査では、心室頻拍や心室期外収縮の頻度、高リスクな心室期外収縮（連発・頻発・多源性・R on T）の有無を確認し、安静時と運動時での期外収縮の出現頻度にも注意します。心エコー図検査では、大動脈弁狭窄症や閉塞性肥大型心筋症などの禁忌となる病態がないか、心筋梗塞例では心機能や収縮異常の有無を確認します。冠動脈造影所見があれば、責任冠動脈はどの枝で、狭窄（閉塞）病変は中枢か末梢か、狭窄の程度はいかほどか、また何枝病変かを確認します。過去の運動負荷試験の所見があれば、そのときのプロトコルや運動終点は何であったか、および虚血や不整脈の有無を把握します。PCI の既往があれば実施日時も確認します。これは Lesson 2 で述べたように、PCI 後の比較的早期には、冠動脈造影で狭窄部の開大が確認されていても、運動負荷心電図で虚血性の ST 低下所見を認めることがあるためです。

　また、薬物治療の内容（抗狭心症薬の有無）と投薬時刻（特に検査時刻と投薬時刻の関係）の確認は必須です。β遮断薬や一部のカルシウム拮抗薬（ジルチアゼムやベラパミル）のように心拍数に影響を及ぼす薬物や、ジギタリスなどの心電図波形に影響を及ぼす（偽陽性の原因となる）薬物には特に注意が必要です。

患者さんに余計な不安や苦痛を与えず、安全に検査を行うためには、病歴、身体所見、検査所見以外に、患者さんの性格も案外重要な情報です。いわゆるタイプＡの患者さんでは、漸増運動にもかかわらず自覚的運動強度が増加せず、運動終点時には過負荷になる傾向があります。また、検査に不安があったり、訴えの多い患者さんでは息切れや下肢疲労および倦怠感などで早期に負荷を終了する印象があり、神経質な人ではすぐに心拍数が上昇してしまいがちになります。不安や恐怖心をもったまま検査に臨んだ患者さんの中には、トレッドミルが動き出すとともに過剰な心拍応答を示すことがあります。このように、運動能力よりはるかに低い負荷量で目標心拍数に達してしまうことは検査の精度に悪影響を及ぼすだけでなく、急激なカテコールアミンの上昇が心事故につながる可能性もあります。カルテの字面からだけではわかりにくい面もありますが、検査前の何気ない会話のやりとりにも注意を払い、「患者さんの検査への心情」などにも配慮します。

　絶対に避けなければならないことは、急性冠症候群の患者さんに負荷試験を行うことです。外来で運動負荷試験を依頼した際には安定していた狭心症が検査時には不安定化していることもあります。運動負荷試験により心筋梗塞を発症した症例は全例が不安定狭心症への負荷であったとの私信もあります。急性冠症候群への運動負荷試験の実施を未然に防ぐために、検査室でも必ず胸痛の病歴を聴取します。その際のキーフレーズは、「一番最近に胸が痛んだのはいつですか」と尋ねることです。直近の胸痛が２〜３週間以上前であればまず問題ありません。しかし、数日以内に胸痛発作があれば、胸痛の性状、部位、頻度、持続時間などを詳細に聴取します。狭心症を疑う胸痛発作であれば依頼医に連絡をとり、善後策を協議します。検査室での「一番最近に胸が痛んだのはいつですか」の一言が、最後のゲートキーパーになり得ることを忘れないでください。

２　運動負荷試験前に説明すべき情報

　たいへん残念なことですが、検査室に来られた患者さんの中には、運動負荷試験についてほとんど何も理解されていない方もおられます。したがって、運動負荷試験の目的と概要およびリスクについて、改めて説明しなければならない場合があります。また、そうでない場合でも、患者さんに「運動してもらう」

という協力をお願いすることになりますので、少なくとも検査の内容については必要かつ十分に説明する必要があります。

a．運動負荷試験の目的

検査の目的は、Lesson 1 でも述べたように、①虚血性心疾患の診断、②虚血性心疾患の重症度評価、③治療介入効果の判定、④虚血性心疾患のスクリーニング、⑤生活指導や心臓リハビリテーション（心肺運動負荷試験含む）、⑥不整脈の評価、⑦下肢虚血・間歇性跛行の評価、のいずれかに該当すると思われます。依頼医からの目的にそって実施することを説明します。

b．運動負荷試験の概要

検査の内容については、少なくとも、①心電図と血圧を測定しながらベルトの上を歩く（歩かされる）こと、②2〜3分ごとにスピードが速くなったり、傾斜が急になって負荷量が大きくなること、③検査を受けるきっかけになった胸痛などの症状が出ればすぐに伝えてもらうこと、④息切れや足の疲れなどの自覚症状も適宜お尋ねすること、⑤検査が辛くなればいつでも中止できること、⑥症状がなくても検査を終了することがあること、⑦検査を完遂するにはしかるべき負荷量までの到達が必要なため相応の努力を要すること、を理解していただきます。

胸痛が出現した場合には、患者さんが過去に経験した最大の痛みを 10 点としたとき（有痛性の心筋梗塞の既往があればそのときの痛みを 10 点）の相対的な度合（10 点満点で何点）でその程度を表現してもらうことを事前に説明します。また、その他の呼吸困難や下肢疲労の自覚強度の評価には Borg 指数を用い、この点数で自覚強度を表現してもらいます。これには、6 から 20 点までの 15 段階評価のスケール[1]と 0 から 10 点までの 12 段階評価（0.5 という評価もあり）の新しいスケールがあります[2,3]（表 1）。旧 Borg 指数は 6 から 20 点というやや中途半端な数字での評価ですが、これは旧 Borg 指数が比較的若年者を対象として検討された指数で、おのおのの症状が心拍数を 10 で除した数値に近いことが報告されています。すなわち、6 点から始まり（安静時心拍数が 60/分）、20 点（20 歳の最大心拍数は、220 − 年齢から求めると 200 に相当）で終わるためです。心臓関係では心拍数との関連を考慮するためか旧 Borg 指数を、末梢血管疾患関係では特に心拍数との関連を考慮しないためか

表1　旧 Borg 指数と新 Borg 指数

	旧		新
20	もうだめ		(10 の上がもうだめ)
19	非常にきつい	10	非常にきつい
		9	
18		8	
17	かなりきつい	7	かなりきつい
16		6	
15	きつい	5	きつい
14			
13	ややきつい	4	ややきつい
12		3	楽ではない
11	楽である	2	楽である
10			
9	かなり楽である	1	かなり楽である
8			
7	非常に楽である	0.5	非常に楽である
6	安静	0	安静

新 Borg 指数が用いられる傾向にあるように思います。

　Borg 指数による評価方法としては、自覚強度を負荷中 1 分ごとに聞く方法やトレッドミルのステージが上がる直前に聞く方法などいろいろあります。著者は、ステージを上げても負荷に耐えられるかどうかを確認するために、ステージが上がる少し前に尋ねるとともに、負荷量不足で運動を終了しないために「運動が終わりに近づいたころに、Borg 指数の表を示して、息切れの程度は、今、何点ですか？　足の疲れの程度は何点ですか？　と尋ねますので、心の準備をしておいて下さいね」と説明し、運動負荷終点前には必ず評価していました。運動負荷試験を呼吸困難や下肢疲労で終了する場合には、Borg 指数で 17（かなりきつい）までの自覚強度に到達していることを一応の目安とするので、負荷量不足を避けることができれば、どのような尋ね方でも問題ないと思います。ただし、最終的には運動負荷を終了して回復期に入ってから、「ベルトが止まるときにはどれくらいの辛さでしたか？」とお尋ねして、最終的な運動強度を評価することが実際的と考えます。

c．トレッドミル歩行へのアドバイス

　実際に運動を開始すると、腕を縮めてトレッドミルの前側の手すりにしがみついてしまい、バタバタと小股でハイピッチの歩行になってしまう患者さんが

おられます。このような患者さんは、さらに動いているベルトに注目するので、顔全体が下を向いてしまい、ますますベルトの後ろのほうで歩くようになってしまいます。このような歩行では、筋電図の混入も著しく、心電図の記録も不良になり、心電図変化の評価も難しくなってしまいます。この上り坂で荷車を押すような不適当な歩行は、不安や強制的に歩かされることの不慣れさからくることがほとんどで、高齢者や神経質な患者さんに見られることが多い印象があります。このような患者さんには事前に、①顔を挙げて、②腕を楽に伸ばして、③手すりには軽く手を添える程度でしがみつかないように、④背筋をしっかり伸ばして、⑤足を前へ前へと出して、⑥大股で「のっし・のっし」と歩くように、と説明します。患者さんが顔を上げて歩くためには、トレッドミルの前の正面の壁に先に述べた Borg 指数の表をポスター大に拡大して貼り出し、「前の表をしっかり見てください」と指示することも一案です。

　なお、トレッドミルの負荷プロトコルとして名高い Bruce 法の創案者である Dr. Bruce は講演の中で、検査前には検者がまず自分でトレッドミルの上を歩いて見本を示すことが大切であるとされていました。時間的に余裕がある場合には、このようにお手本を示すことも有用です。

　また、心電図と血圧については、臥位、坐位、立位や運動中（主には各ステージの終了直前）および運動終了後にも何回か測定、記録することを説明します。特に運動中の血圧は高くなるのでカフ圧が高くなり、上腕に痛みを生じる可能性があることも事前に説明しておきます。

d．運動負荷試験のリスクなど

　運動負荷試験のリスクや事前の心得などは、本来、検査室で行うべきものではなく、検査を依頼する際に依頼者にて実施すべき作業ではありますが、説明の都合上、本項で言及します。

　検査を受ける患者さんには、冠動脈疾患患者さんに運動負荷（心臓に負担をかける）検査をする以上、心筋虚血や不整脈が誘発されたり転倒する可能性があります。場合によっては死亡を含む心事故につながり、入院していただく可能性があることもご理解いただきます。ただし、その確率は極めて低く、またそのような合併症が起こっても万全の態勢で対処することも併せて説明します。このときに口頭での同意だけでなく同意書を取得すべきです。図 1、2 に当院で用いているトレッドミル運動負荷試験の説明書と同意書を掲げます。も

トレッドミル検査を受けられる方へ

患者番号： 00000001

○○ ○○ 　　様

あなたの検査日は、　○○○○年○月○日（○）　外来予約外　から の予定です。

胸の表面に心電図、腕に血圧計を付けた状態でベルトコンベアーの上を歩きながら
心電図と血圧を測定する検査です。

ベルトコンベアーはゆっくり動き出し、速度と傾斜が増していきます。
目標心拍数に達した場合、胸の症状が出た場合、疲労感・息切れ・足の疲れなど
運動を続けることができなくなった場合、心電図や血圧に変化が見られた場合に
運動を終了します。

心臓に負荷をかけ、安静時にはわからない狭心症や不整脈などを調べる検査です。

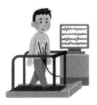

1. 検査前のご注意

● 食事等の制限はありません。（運動しますので、検査1時間前までには済ませてください）

● 運動しやすい服装で来てください。

● タオルをご持参ください

2. 検査中のお願い

● 検査は20分〜30分かかります。

● 体調の悪い時や、足腰のけがや痛みがある場合は検査できないことがありますので
お知らせください。

その他、ご不明な点がございましたら遠慮なくご相談ください。

宇治武田病院
TEL：0774-25-2500（代表）

（宇治武田病院）

図1　トレッドミル運動負荷試験を受ける患者さんへの注意事項

トレッドミル運動負荷心電図検査 説明・同意書

患者番号：00000001_____

患者氏名：○○　　○○_____　　　　生年月日：○○○○/○/○_____

1，検査の目的および必要性について
この検査は、安静にしているときではなく、日常労作あるいは運動時に心臓の機能
が維持されているか、狭心症発作を起こさないかどうかを判断するために行います。
この検査の目的は、狭心症の診断と、心臓がどこまで運動に耐えられるかの判定
または運動による不整脈の変化の判定です。カテーテル検査や薬物による治療効果の
判定にもなります。あなたの場合、これまでの所見から、本検査を実施したほうが
よいと考えられます。

2，方法
ベルト・コンベアーの様な通路の上を機械のペースにあわせて歩いていただきます。
2－3分おきに、徐々に登り坂になり、歩く速度も速くなっていきます。検査中は
循環器専門の医師が見守り、常に心電図を記録し、血圧も測定します。また、あなた
がどのくらいつらくなったかもお聞きします。ある一定の心拍数まで達したとき、
あなたがこれ以上歩けなくなったとき、狭心症発作などの症状が出現したとき、
心電図異常が出現したときなどで終了します。（小児では血圧を測定しないこともあります）

3，危険性・合併症・副作用
運動負荷心電図検査に危険性があることは否定できません。
具体的には、血圧低下/上昇・めまい・脈の乱れ・失神・胸部不快感などがあります。
診断のために心臓に負荷をかけることで、誘発された狭心痛が長引き、さらに
心筋梗塞や不整脈が生じる可能性もあります。その際には緊急入院（日本心電図学会
によるデータでは、緊急入院：43,000 試験に1回、死亡：264,000 試験に1回）を
含む緊急処置が必要になることがあります。この場合の治療費は原則として通常の
診療と同様に患者様のご負担となります。また、ご自身の足が追いつかなくなった
ときには注意しながら、緊急停止いたしますが、転倒、それによる骨折などの合併症
が生じる場合もあります。検査中は、循環器専門医が見守り、運動中の心電図や血圧
反応を監視し、救急器具・薬品が用意されており、不測の事態に対する緊急処置が
できる体制も整えています。

以上、私は、患者　　　○○　　○○_____　様に上記医療について説明いたしました。

説明日：○○○○/○/○_____　　○○_____　科　医師：○○　　○○_____
　　　　　　　　　　　　　　病院側同席者：_____
　　　　　　　　　　　　　　　　　□ 同席者 なし

私は、上記医療の説明を受け、内容を理解の上、本検査の実施に同意します。
（同意された場合でもいつでも撤回することができます。）

　　年　　　月　　　日　　　　患者氏名_____（自署）
　　　ご家族または代理人（続柄：　　　）　_____

🌱 宇治武田病院

（宇治武田病院）

図2　トレッドミル運動負荷試験の説明と同意文書

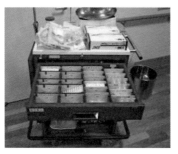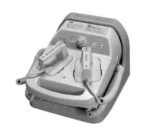

図3　救急カートと除細動器

救急カート（図左）はめったに使うものではありませんが，それゆえ日頃の点検は重要です．除細動器（図右）も同様にめったに使いませんが，高リスク患者さんの負荷に際しては除細動器のパドルにペーストを塗布した状態でスタンバイすることも考慮します．（「上嶋健治：運動負荷試験Q&A119，改訂第2版，p.14，15，2013，南江堂」より許諾を得て転載）

ちろん、Lesson 1 でも触れたように、救急医療機器や薬品を常備し、救急カート、除細動器、処置用のベッドを用意する必要があります（図3）。

　その他、患者さんの検査前の心得として食事は控え目にしてもらい、少なくとも検査の1時間前までには終了してもらいます。検査直前のコーヒー、濃いお茶は原則として避けるべきですが、絶食は血糖値を下げ運動能力を損なうため、完全な絶食はむしろ実施すべきではありません。薬物の中止は必要なく、抗狭心症薬は検査の安全面からあえて休薬してもらう必要はないと考えます。また、動きやすい服装で検査に臨んでもらうことが必要で、タイトスカートなどで来院された方には、施設で用意したジャージのズボンなどに着替えていただきます。運動により汗ばむことが多いので、タオルなどを持参していただくことも必要です。

　なお、本邦ではトレッドミルのベルトの上には、靴と靴下を脱いで裸足で乗ることが多いようです。必ずしも運動に適した靴で来院されるわけではないので、歩きやすくするために靴は脱いでいただくことがあります。靴下を脱ぐ理由は靴下が汚れることと靴下とベルトの間に生じる静電気がノイズの発生源になるためとされています。ただ、著者の留学先の退役軍人病院ではアキレス腱を痛めないようにとの配慮から靴は着用のままで検査を実施していました。基本的には生活習慣の差と思っていますが、著者の印象では、靴履き、靴下履き、素足のいずれであっても検査の実施や心電図記録に大差はないと感じています。

③ 心肺運動負荷試験（CPX）に関する説明

　今まで述べてきたトレッドミルを用いた運動負荷試験は、心電図変化から心筋虚血を評価することが主目的でした。一方、呼気ガス分析を併用して行うCPX は運動耐容能の評価を目的とし、その客観的指標として最大酸素摂取量（$\dot{V}O_2max$）、最高酸素摂取量（peak $\dot{V}O_2$）、嫌気性代謝閾値（AT）、呼吸性代償開始点（RCP）、など多くの指標を収集します。CPX については Lesson 6 で詳述しますが、心疾患患者さんの予後の予測、治療効果の判定、手術適応の決定、心臓リハビリテーションの運動処方の決定などに応用されます。患者さんも虚血性心疾患よりも心不全が対象となることが多いので、事前の情報収集も、心エコー図検査での構造異常や心機能および致死的不整脈の程度が重要になってきます。

　また、虚血検出目的になされるトレッドミル負荷試験では、安全性の観点から定常状態を設けながら負荷量を漸増するために、多段階漸増負荷試験が用いられます。しかし、Bruce 法などに代表されるこれらの負荷プロトコルでは、ステージが上がる際に呼気ガス分析の各指標が急激に変化するため、換気指標の動態などを精緻に検討するには不適です。むしろ、定常状態をつくらずに、心拍数や酸素摂取量を直線的に増加させることが重要で、そのためにランプ負荷という特殊な負荷プロトコルを用います。そのため、負荷装置にはトレッドミルではなく自転車エルゴメータを用います。すなわち、負荷装置もプロトコルも特殊で、しかも呼気ガス分析用のマスクをつけるため、患者さんへの説明も CPX ならではの内容と工夫が必要になります。

　すなわち、①負荷試験を自転車エルゴメータで行うこと、②呼気ガス分析用のマスクを装着すること、③負荷は軽いウォーミングアップから始まること、④引き続いてペダルが徐々に重くなっていくこと、⑤負荷量に関わらずペダルを一定のテンポで漕いでもらうこと、⑥呼気ガスの収集が正確にできなくなるため、検査中には原則として会話はできないこと、⑦その過程で、息切れや下肢疲労の自覚強度を患者さん自身の「手（指）」で表現してもらうこと（詳しくは Lesson 6 で解説）、を説明します。実際に自転車エルゴメータのサドルに腰かけてもらうときに、サドルの高さを調節せねばなりません。また、ペダルを漕いでもらい、足が一番下に来たときに完全に足が伸び切らず、少し曲がる程度の余裕が必要なことも説明します。

4 6分間歩行試験に関する説明

　6分間歩行試験とは、文字通り6分間にできるだけ速く歩行してもらい、その距離を計測する負荷試験のことです。主に慢性心不全や呼吸器疾患の患者さんの運動耐容能の評価に用いられます。特殊な器具も必要ないことから、多施設で行う臨床試験などに用いられることもあります。日本人の慢性心不全患者さんで本検査の意義を検討した報告では、6分間歩行試験の歩行距離とCPXの諸指標や右心カテーテルでの安静時の心拍出量との間に良い相関関係が報告されています[4]。また、いくつかの条件を満たすことが必要ですが、「呼吸器・循環器疾患をもつ患者さんに、時間内（6分間）にできるだけ長く歩いてもらい、到達した距離などを評価する試験で、客観的に日常的な機能障害を評価できる」として、保険診療の適用にもなっています。

　本試験は、人の往来が少なく、平坦で歩きやすい廊下などで行います。歩行コースとしては30mの直線距離が推奨されていますが、30mの直線距離を確保することは本邦の施設事情から、必ずしも簡単ではありません。屋内廊下で施行するにあたっては、20mの直線距離でも問題ないと考えています。コースの両端にはわかりやすい色のテープを使って床に印をつけ、方向転換のポイントにはコーンを設置するとターンがスムーズに行われるといわれています。コーンがない場合には椅子などを代用しても問題ありません。

　具体的な試験方法としては、6分間を計測するためのストップウォッチ、廊下を何往復したかを確認するためのカウンター、患者さんが休息を求めたときに座れる折り畳みの椅子、距離を測定する巻尺などを用意します。6分間歩行試験の大まかなイメージを図4に示しました。

　試験の説明としては、①廊下を6分間でできるだけ長い距離を歩くことが検査の目的であること、②途中で息切れなどの疲労感がでればペースを落としても問題ないこと、③場合によっては用意した椅子で休むことも可能であること、を説明します。歩行開始直前には、ベースラインの脈拍、血圧を測定します。

　検査中は、検者はペースメーカの役割を担わないように、患者さんの前を歩いてはいけません。ただし、転倒の可能性があることやいつでも椅子を用意できるために、患者さんに手がとどく範囲の斜め後ろにつき、折り畳みの椅子を持って歩きます。テスト中の声掛けは激励にならないようにします。主には時

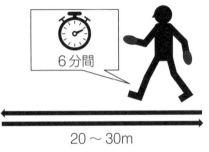
図4 6分間歩行試験のイメージ

間経過のみとし、歩行開始1分後:「うまく歩けています。残り時間はあと5分です」、2分後:「その調子を維持してください。残り時間はあと4分です」、3分後:「うまく歩けています。半分が終了しました」、4分後:「その調子を維持してください。残り時間はもうあと2分です」、5分後:「うまく歩けています。残り時間はもうあと1分です」、5分45秒後:「もうすぐ止まってくださいと言います。そう言ったらすぐに立ち止まってください」、6分後:「止まってください」の掛け声で検査を終了し、ただちに用意した椅子に休んでもらいます。テスト終了後には、歩行後の脈拍、血圧およびBorg指数の呼吸困難と下肢疲労レベルを評価(試験前の安静時は旧Borg指数であれば6点)し、総歩行距離を記録します。主にはこの総歩行距離をもって運動耐容能を評価します。

Lesson 3 のまとめ

　Lesson 3 では、運動負荷試験前に「検者が知るべき患者さんの情報」と「検者が患者さんに伝えるべき情報」について解説した。
　「検者が知るべき情報」としては、まず、診断名などから運動負荷の禁忌がないかを確認する。年齢と性別および現在・過去の運動歴や職業歴、検査所見から大まかな運動耐容能を推察する。冠動脈造影や冠動脈CT所見、心エコー図検査やホルター心電図の結果には必ず目を通す。心拍数や心電図波形に影響を及ぼす薬物の服用状況も確認す

る。胸痛や不整脈がある場合には自覚症状の特徴を把握し、最近これらのパタンが変化していないかも確認する。「一番最近に胸が痛んだのはいつですか」の一言が重要である。

一方、患者さんには「運動」という協力をお願いするため、「患者さんに説明すべき情報」として、検査の目的と概要についてはしっかりと説明する。目的は、虚血性心疾患の、①診断（スクリーニング含む）、②重症度評価、③治療介入効果の判定、④生活指導や心臓リハビリテーション、⑤不整脈の評価、⑥下肢虚血・間歇性跛行の評価、のいずれかに該当すると思われる。概要としては、①心電図と血圧を測定しながらベルトの上を歩行、②2〜3分ごとにスピードや傾斜が漸増、③胸痛、息切れ、下肢疲労などの自覚症状を表現（点数として）、④検査はいつでも中止可能、⑤症状がなくても検査を終了する可能性、⑥一定の負荷量への到達を目標とするので、相応の努力が必要、などを説明する。

また、患者さんには心筋虚血や不整脈が誘発されたり転倒の可能性などのリスクを十分に説明し、文書同意を取得する。救急医療機器や薬品を常備しておく。

CPX では、呼気ガス分析用のマスクを装着しながら、自転車エルゴメータを用いて行う。①負荷は軽いウォーミングアップから始まるが負荷は漸増、②負荷量に関わらずペダルを漕ぐペースは一定、③検査中の会話は原則として禁止だが、胸痛や動悸など緊急の事態では声出しも可能、④息切れや下肢疲労の自覚強度の表現は、あらかじめの約束事を用いて行う、と説明する。

6分間歩行試験は、直線距離で20〜30 m の廊下で行う。①廊下を6分間でできるだけ長い距離を歩行する。②疲労感がでればペースを落とすことも、用意した椅子で休むことも可能と説明する。③検査中は検者は患者さんの前を歩かず、折り畳みの椅子を持って斜め後を歩き、検査中の声掛けは時間経過のみとする。④歩行開始前後に、脈拍、血圧に加えて呼吸困難と下肢疲労感を Borg 指数で測定し、総歩行距離を記録する。

📖 文　献

1) Borg A：Scand J Rehabil Med 23：92-8, 1970.

2) Borg GA：Med Sci Sports Exerc 14：377-81, 1982.

3) 上嶋健治, 他：日臨生理会誌 18：111-5, 1988.

4) 岩崎正典：心臓 29（suppl 4）：62, 1997.

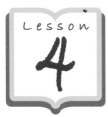

運動を始めてから
気をつけるポイント

1．ベルトが動き始めるときに注意するポイント
2．運動負荷中に観察するポイント
　　自覚症状、心電図変化、血圧変化
3．ステージを上げるときに注意するポイント
4．運動を中止するときに注意するポイント
　　目標心拍数到達、自覚症状、心電図変化、血圧変化、
　　クールダウンの実施について

　すでに「心構え」ができ、「心電図に関する必須の知識」を習得し、「患者さんの情報を収集」し、患者さんに「検査に関する十分な説明」を終えました。いよいよ実際にトレッドミルのベルトが動き始めます。運動負荷試験には、つねに心電図と血圧値をモニターしてトレッドミルをコントロールする係と、患者さんの歩き方や疲れ具合、わずかな症状の出現にも注意して運動を中止すべき徴候がないかを監視する係の最低2名の人員が必要です。一般的には一方が電極やマンシェットを装着しつつ検査の概略を説明します。その間に、もう一方がカルテや問診から種々の情報を収集して負荷プロトコルを決定します。

　なんといっても患者さんが歩き始めてからが運動負荷試験のクライマックスですので、緊張感をもって検査に臨みましょう。Lesson 4 では過去の Lesson 内容も盛り込みながら解説していきます。

1 ベルトが動き始めるときに注意するポイント

　負荷前に臥位の心電図を撮像します。過去に記録された安静時心電図や発作時心電図との比較・確認をします。さらに、坐位と立位で心電図を記録し、併せて血圧も測定します。坐位や立位のみでST下降を生じることがあります。これは明らかな偽陽性です。また、糖尿病患者さんでは起立性低血圧が確認されることがあります。逆に、若年から中年の高血圧患者さんでの起立性の血圧上昇（6.5 mmHg）は交感神経系の亢進と関連しており、心腎血管関連イベントの独立した予測因子であるとの報告もあります[1]。また、立位（坐位）の心電図が負荷中の心電図変化を比較するコントロールになります。ノイズの混入がない「美しい」心電図を記録しましょう。

　立位での心電図記録と血圧測定が終われば、トレッドミルの手すりに軽く手を添えるよう(しがみつくことのないように)説明します。ズボンの裾がトレッドミルのベルトにかかるようであれば少し折り曲げます。

　さて、いよいよベルトを動かし始めます。ベルトは徐々にスピードを上げていきますので、患者さんがそのペースに合わせられるように「イチ、二」、「イチ、二」と適切な歩調を誘導します。ベルトの上を歩き始めたら、心拍数の変化に注意します。通常、ベルトが動き始めてすぐには「目標心拍数」へ到達することはありませんが、神経質な人や不安感の強い患者さんの中にはすぐに心拍数が上昇してしまうこともあります。たいていは狭い歩幅でばたばたと歩くことが多いので、顔を挙げて、腕を楽に伸ばして、背筋をしっかり伸ばして大股で歩くように、と説明します。リラックスして歩いてもらうことで筋電図などのノイズの混入も防ぎます。

2 運動負荷中に観察するポイント

　運動負荷中には、自覚症状、心電図変化、血圧変化に注意します。

a．自覚症状

　自覚症状として最も重要な所見は胸痛です。運動負荷試験中に出現した胸痛は、検査の目的となった主訴である胸痛を評価する絶好の機会です。典型的な狭心症状では、前胸部を中心に局在の明らかでない圧迫感や絞扼感を訴えるこ

とが多く「胸痛」という言葉を強調すると、圧迫感や絞扼感といった症状を聞き逃してしまいます。漠然と「いつもの症状と同じですか？」と聞き出すことも一つのテクニックです。

　胸痛があれば、被検者が過去に経験した最大の痛み（心筋梗塞症の既往者ではそのときの痛み）を10点としたときの相対度合で評価します。胸痛の性状が前胸部の圧迫感や絞扼感といった虚血に典型的で、負荷の進行に伴って増強するようであれば狭心痛と評価し、心電図の虚血性変化の有無にかかわらず負荷は中止します。逆に、数秒以内に終わる短い痛みや呼吸運動（せき）によって起こる鋭い痛み、および1本の指で示される狭い範囲の痛みは狭心痛とは考えにくく、心電図変化がない場合には目標心拍数まで負荷を進めて、虚血性の変化を確認する必要があります。

　患者さんによっては、胸痛と息切れをうまく鑑別できない場合もあります。そのときは「全力疾走したようなハーハーした感じですか（息切れ）、それとも、なんとなく胸が重苦しい感じですか（胸痛）？」と聞き出します。さらに、期外収縮などが出現したときに「今、いつもの感じを自覚されましたか？」と尋ねます。出現した不整脈に一致した胸痛や動悸であれば、主訴が不整脈による症状と診断できます。

　その他の自覚症状には、呼吸困難、下肢疲労、全身疲労、眩暈などがあります。呼吸困難や下肢疲労の自覚強度の評価にはBorg指数を用い、この点数で自覚強度を表現してもらいます。呼吸困難に比べて著しく強い下肢疲労が出現した場合には、間歇性跛行を考えます。全身疲労や眩暈もまれな症状です。眩暈は血圧低下による脳虚血症状の可能性があるので、症状と血圧の値を比較確認します。

b．心電図変化

　心電図では心拍数とST部分の変化を中心とした虚血性変化、および不整脈の出現に注意します。

　心拍数の増加については目標心拍数を意識して常に注意します。目標心拍数は、最大心拍数（220－年齢）の90％を努力目標とします。ただし、β遮断薬などの陰性変時作用をもつ薬物を服用中の患者さんでは、心拍数が十分に増加しないこともあるので、自覚症状を加味した形で運動終点を考慮していきます。

　運動中にはU波の変化など微細なものは基線の揺れやノイズにマスクされて

しまい、十分評価することができません。したがって、ST部分の変化に注目しますが、なかでもⅡ・Ⅲ・aVＦの肢誘導と、V5・V6の左側胸部誘導のST低下に注目します。V5・V6誘導のST低下はⅡ・Ⅲ・aVＦ誘導のST低下に比べて真陽性率が高いとされており、特に重要です。また、基線から0.1 mV以上の低下を陽性基準としますが、先に述べた通り、低下したST部分が水平型（horizontal）や下降型（down-slopingまたはsagging）のときに虚血陽性と評価します。なお、早期再分極などで安静時からST上昇を認める場合でも、基線からさらに0.1 mV以上低下して初めて陽性とすることもすでに述べた通りです。

　ST上昇に関しては心筋梗塞の既往がない場合には、J点での0.1 mV以上の上昇を陽性の目安とします。この変化は貫壁性の重症心筋虚血を示す所見ですので、ただちに運動を中止してニトログリセリンなどの硝酸薬の舌下投与を考慮します。なお、負荷試験中には運動でのどが渇いているため、迅速な薬効を期待するには「舌下錠」よりも「舌下スプレー」の使用が適しています。ST上昇はすべての誘導で起こり得ますが、V1・V2誘導の軽微なST上昇は見落としやすく、特に注意が必要です。

　一方、心筋梗塞既往例の運動負荷による梗塞部のST上昇には、心筋虚血と心筋壁運動異常を意味する場合があります。すでに述べたように、陰性T波の陽転化に伴って、STが下に凸の形で上昇する場合には「虚血所見」、T波の陽転がなく、上に凸の形でSTが上昇する場合には「壁運動異常」と考えます。

　不整脈の出現にも注意し、さらにはその頻度にも注目します。期外収縮の出現には、その期外収縮は安静時から認められていたものと「同じ形」かどうかを確認します。違う形であれば、多源性の期外収縮を考慮します。また、運動により増加するか減少するかに注意します。安静時から認められた期外収縮が、運動により減少傾向にあれば問題はありませんが、増加傾向にあれば慎重に観察を続けます。頻発、連発、多源性、R on Tといった高リスクな心室期外収縮を認めれば、運動を中止します。期外収縮の数が記録した全波形数の10%以上であれば頻発、10%未満であれば散発と評価することはすでに述べた通りです。

c．血圧変化

　負荷中は各ステージの負荷量を反映した血圧値を確認すべきです。あまりス

テージの早い段階から測定を始めても定常状態に達していないので、ステージ終了前（次のステージに上がる直前）に測定し、次のステージに移るまでに測定を終了する必要があります。通常のトレッドミルのプロトコルでは各ステージは3分なので、2分経過する前後（ステージ終了1分くらい前）から測定を開始し、1分以内に測定を終了することが実際的でしょう。

　測定方法としては、用手法では通常通りマンシェットを上腕に巻き、正規の血圧測定法には反しますが、聴診器をマンシェットと腕の間にはさむようにして血圧を測定します。聴診器とカフを軽く押さえて、固定しながら少しカフを膨らませて、聴診器の位置がずれないようにします。その後に、カフを急速に膨らませませ、動脈音が消失した点よりも20〜30mmHg高いところまで圧をかけます。その後、血圧計の目盛りを注視しながら1秒間に3〜4mmHgのペースでカフを脱気し、コロトコフの1相で収縮期血圧を確認し、コロトコフの5相で（ただし、コロトコフ音が0mmHgまで聴取される場合には4相で）拡張期血圧を確認します。

　血圧は1分以内に測定を終了することを心掛けますが、急に聴診しにくくなったときには血圧が低下している可能性があります。基本的には収縮期血圧が重要ですので、聴診しにくいときはためらわずに触診法に切り換えて測定すべきです。聴診しづらいからといって、聴診法でいたずらに測定を繰り返し、正しい血圧が評価できない状況で負荷を続けることは避けねばなりません。現在では、血圧測定だけのスタッフが不要になり、マンパワー的にも利便性が高く、自動血圧計での測定が主流と考えます。その場合には運動負荷専用の機種を用います。また、運動中はノイズが多いので、コロトコフ音を聴取できる機種であれば、コロトコフ音を聴取しながら血圧値を評価することも考慮します。

　運動負荷により心拍数は増加し、血圧も上昇します。にもかかわらず、血圧が上昇しないことは異常な反応と考えるべきです。虚血により心収縮能が障害された状況で、左主幹部病変や三枝病変といった重症冠動脈病変を示唆する所見です。正しい血圧測定のもとで、前のステージよりも20mmHgの血圧低下があれば有意な血圧低下と考えて運動を中止します。負荷に伴い血圧が増加するもののその程度が小さく、130mmHg以上に上昇しない場合も怪しい状況と位置づけます。しっかり経過観察を続けます。

③ ステージを上げるときに注意するポイント

　基本的には 3 分ごとにステージを上げていくのですが、自覚症状に特に問題なく、心拍数、血圧、心電図記録が安定し、運動への余力があれば、次のステージに進みます。呼吸困難や下肢疲労の自覚強度の評価には Borg 指数を用いて評価します。ステージを上げても負荷に耐えられるかどうかを確認するために、ステージを上げる少し前に Borg 指数の表を示して「今、息切れの程度は何点ですか？　足の疲れの程度は何点ですか？」と尋ねます。Borg 指数が 17 未満であれば次のステージに移行します。

　次のステージへ進む 30 秒くらい前から、ベルトのスピードが速くなり、傾斜もきつくなることを説明して心の準備をしてもらいます。実際にスピードや角度が変わるタイミングでは、「ベルトのスピードが速くなります」「角度も少し急になります」と、大きな声で知らせます。患者さんが新たなペースに合わせられるように、負荷の開始時と同じように「イチ、ニ」、「イチ、ニ」と適切な歩調を指示します。Bruce 法であれば、ステージ 1 はベルトの速度が 2.7 km/時ですので、むしろ遅く感じて歩きにくく、ステージ 2（4.0 km/時）のほうが歩きやすいと言う患者さんもおられます。ステージが上がった後は、自覚症状、心電図変化、血圧変化に注意します。

④ 運動を中止するときに注意するポイント

　運動負荷の中止徴候は、目標心拍数への到達、自覚症状、心電図変化、血圧変化を評価して決定します（表 1）。また、トレッドミルを止めるときのクールダウンの実施についても考慮します。

a．目標心拍数到達

　明らかな理由のないままに判定不能（inconclusive study）で検査を終わることは検者の技量不足と考えています。虚血陰性と判断するためには目標心拍数への到達で運動負荷を終了すべきです。

　いささか古い文献になりますが、1996 年の日本心電学会（運動負荷心電図の標準化に関する小委員会）の報告では最大心拍数の 90％を目標心拍数とする施設が 28％で、85％とする施設が全体の 46％でした[1]。基本的な考えとし

表1　運動終点

目標心拍数到達	最大心拍数（220−年齢）の90％を努力目標 85％以上であれば判定可能
自覚症状	狭心痛 呼吸困難/息切れ/下肢疲労/全身疲労（Borg 17 を目安に）
心電図変化	虚血性変化（ST 異常など） 致死的不整脈（心室頻拍/心室細動） 頻脈性不整脈（心房細動/心房粗動/上室頻拍） 高リスクな心室期外収縮 上室期外収縮の頻発・徐脈性不整脈（まれ）
血圧変化	血圧低下（前のステージよりも 20 mmHg 以上の低下）

ては、すでに述べたように最大心拍数の90％を努力目標とし、85％以上であれば虚血の有無は判定可能と考えています。

b．自覚症状

　自覚症状として最も重要な所見は胸痛で、狭心症に典型的であれば心電図の虚血性変化の有無にかかわらず負荷は中止します。診断が確定したのちに負荷を続けることはリスクを高めるだけで、なんのメリットもありません。

　そのほかに運動終点となる自覚症状には、呼吸困難、息切れ、下肢疲労、全身疲労などがあります。運動終点としては、呼吸困難であれ下肢疲労であれ、Borg 指数で 17（かなりきつい）まで到達していることを目安としています。全身疲労はまれな運動終点ですが、著しい低左心機能例でみられることがあり、予後不良の症状と考えています。

　また、運動負荷を終了して回復期に「最後（ベルトが止まるとき）はどれくらいの辛さでしたか？」とお尋ねして、最終的な呼吸困難や下肢疲労の程度を評価します。

c．心電図変化

　心電図変化としては ST 部分の虚血性 ST 変化、心室頻拍・心室細動などの致死的不整脈はもとより、高リスクな心室期外収縮（頻発・連発・多源性・R on T）、上室性の頻脈性不整脈（心房細動・心房粗動・上室頻拍）の出現、脚ブロックの出現などがあります。脚ブロックの出現は虚血の所見ではありませんが、負荷前の心電図と比較ができないことや、脚ブロックの洞頻脈が心室頻

拍と鑑別できないことからも負荷は中止すべきです。また、上室期外収縮の頻発や心房細動の出現および房室ブロックなどの徐脈性不整脈の出現も運動中止徴候と考えます。

d. 血圧変化

正しい血圧測定のもとで、前のステージよりも 20 mmHg 以上の血圧低下があれば、心電図変化の有無にかかわらず、有意な血圧低下と考えて運動を中止します。

なお、血圧変化では直接関係はありませんが、運動終点が近くなれば、上記の運動終点の基準を満たさないものの、目標心拍数や自覚症状などが限界に近づき、次のステージに進むことがためらわれることもあります。そのような場合には、同一ステージの終盤で「半歩前で歩いてください」と声をかけることだけでも、若干心拍数が増えます。著者の留学先の退役軍人病院では、手すりから手を放すように指示して歩いてもらい心拍数を増やしていましたが、転倒の恐れもあるのであまりお勧めできません。また、10〜20秒までの短時間に留めるべきですが、手すりに手を添えた状態で「今からその場で駆け足してください」という指示でも心拍数の増加が認められます。

場合によっては、ベルトのスピードはそのままに傾斜だけを強くしたり、1ステージ3分にこだわらず、同じステージのまま負荷時間を延長するという対応も選択肢になるでしょう。

e. クールダウンの実施について

クールダウンとは負荷を急速に中断させず、1分程度のゆっくりとした歩行の後に中止することをいいます。強い運動を急に中止した際に、迷走神経の過緊張が起こることがあり、これを避けるために行います。ただ、負荷終了時の心電図は筋電図などのノイズが多いため、坐位（もしくは立位）の安定した状態で心電図を記録しますが、このクールダウンの間に ST 下降などの変化が軽快するとの危惧があります。したがって診断精度を高めるためにはクールダウンは不要とする考えもあります。先の運動負荷心電図の標準化に関する小委員会の報告でも、クールダウンを実施する施設とそうでない施設はほぼ同数でした[2]。

著者は目標心拍数まで到達し、心電図や血圧に有意な変化がない場合には

15〜30秒程度のクールダウンの後に坐位をとっていただいています。これは、負荷中に心電図変化がなければ、早急な安定した記録は必須でないことと、迷走神経の過緊張の予防の観点からです。一方、狭心痛や心電図変化が現れた場合には、クールダウンせずに運動を終了して、ただちに坐位をとっていただきます。これは、クールダウン中に心筋虚血が遷延する可能性があることと、実施する可能性のある医療行為(硝酸薬の舌下投与など)をしやすくすることと、安定した状態での心電図をいち早く確認したいためです。ただし、多くのトレッドミルでは緊急停止時を除いて、運動終了の操作の後にも完全にベルトが停止して傾斜が平坦なるまでには数秒かかるので、現実的にはまったくクールダウンがない状況はあり得ないとも考えています。

Lesson 4 のまとめ

　負荷前には臥位・坐位・立位で心電図と血圧を記録する。ベルトを動かし始めれば、掛け声をかけながら患者さんに適切な歩調を誘導する。顔を挙げて、腕を楽に伸ばして、背筋をしっかり伸ばして大股で歩くように、と説明する。

　運動負荷中には、自覚症状、心電図変化、血圧変化に注意する。胸痛が出現した場合には、虚血性の狭心痛と非虚血性の胸痛を鑑別するとともに、胸痛の程度を10点満点で相対評価する。呼吸困難や下肢疲労の自覚強度はBorg指数で評価する。

　各ステージ終了前に血圧を測定するが、運動により血圧が上昇することは生理的反応であるため、血圧低下に注意する。自覚症状に特に問題なく、心拍数、血圧、心電図記録が安定し、運動への余力があれば、次のステージに進む。

　運動負荷の中止徴候は、目標心拍数への到達、自覚症状、心電図変化、血圧変化を評価して決定する。明らかな理由のないままに判定不能(inconclusive study)で検査を終わることは検者の技量不足と考える。虚血陰性と判断するためには目標心拍数への到達で運動負荷を終了すべきである。目標心拍数は最大心拍数(220-年齢)の90%を努力目標とし、85%以上であれば虚血の有無は判定可能と考える。

狭心痛があれば心電図の虚血性変化の有無にかかわらず負荷は中止する。呼吸困難や下肢疲労では Borg 指数で 17（かなりきつい）まで到達していることを目安とする。

　心電図変化では ST 部分の虚血性 ST 変化、心室頻拍・心室細動などの致死的不整脈はもとより、高リスクな心室期外収縮、上室性の頻脈性不整脈（心房細動・心房粗動・上室頻拍）の出現、脚ブロックの出現などが運動中止徴候である。

　正しい血圧測定のもとで、前のステージよりも 20 mmHg 以上の血圧低下があれば、心電図変化の有無にかかわらず、有意な血圧低下と考えて運動を中止する。

　運動終点が近くなれば、症候や徴候が限界に近づき、次のステージに進むことがためらわれる場合には、「半歩前で歩いてください」と声をかけたり、「その場で駆け足してください」という指示でも心拍数の増加が認められる。ベルトのスピードはそのままに傾斜だけを強くしたり、1 ステージ 3 分にこだわらず、同じステージのまま負荷時間を延長するという工夫も必要である。

　目標心拍数まで到達し、心電図や血圧に有意な変化がない場合には 15〜30 秒程度のクールダウンを実施し、狭心痛や心電図変化が現れた場合には、クールダウンせずに運動を終了する。

📖 文献

　1) Palatini P, et al : Hypertension 79 : 984-92, 2022.
　2) 日本心電学会. 運動負荷心電図の標準化に関する小委員会 1994 年報告：Jpn J Electrocardiology 16 : 185-208, 1996.

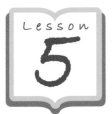

Lesson 5 運動終了後の回復期に気をつけるポイント

1. 回復期の観察時間
2. 回復期に注意するポイント
   心電図変化、心拍数変化、血圧変化
3. 運動負荷試験の報告と最終評価
   プロトコル、運動終点と運動時間、運動終点での心拍数、
   心電図変化、胸痛、胸痛以外の自覚症状、血圧変化、検査の総括
4. 運動負荷試験による予後の推測
5. 不整脈患者さんへの運動負荷試験
6. 運動負荷試験の適応には議論がある病態

　Lesson 4 では、運動負荷の開始から運動終点までのチェックすべき点とその方法を解説しました。しかし、負荷が終わったからといってすべてが終わりというわけではありません。運動中は基線の揺れやノイズなどにより明瞭でなかった心電図変化が、回復期になって初めて明らかになることもあり、また、回復期に特有の心電図変化もあります。迷走神経の過緊張も起こり得るので、回復期の心拍数や血圧の変化、患者さんの自覚症状にも引き続き注意が必要です。

　特に胸痛の正常などの自覚症状は、患者さんが検査室におられる間にしか評価、確認できませんので、この経過観察時間を利用して最大限に情報を収集し、過不足のない報告書を作成しましょう。

　なお、実臨床の世界では、運動負荷試験の適応については議論があるものの、試験を依頼される病態や疾患も少なくありません。そういった疾患や病態への対応もLesson 5 で触れることにします。

1 回復期の観察時間

一口に「回復期も観察」すると言っても、どれくらいの時間を経過観察にあてればよいのでしょうか。最終的な負荷量や虚血性変化の有無によっても一概には決められません。もちろん、負荷前のもとの心電図に復するまで経過を観察すれば観察時間としては十分でしょうが、late recovery では20分近く心電図変化が遷延することもあります。また、負荷終了16分後に冠攣縮発作に遭遇したとの私信もありますが、全例に20分前後もの観察時間をとる余裕もないでしょう。今のところ決まったルールはないようですが、著者の留学先の退役軍人病院では最低5分間は観察するとの方針でしたし、国立循環器病センターでは9分間でした。

著者は、回復期の血圧変化が大切なことや負荷後に冠攣縮が誘発される場合があること、および後述する回復後期の心電図変化を見落とさないようにするためには、さしたる根拠はありませんが、「最低6分間」は必要と考えています。負荷終了後2分までを回復早期、3〜4分を回復中期、5〜6分を回復後期と位置づけて、6分間はモニターで経過観察しています。ただし、経過観察を6分間行うと、その後の結果説明や着衣などの時間を含めて、15〜20分前後は患者さんの様子をみることができます。心電図や血圧モニターの監視の時間は6分間であっても、それなりの観察時間が確保できていると考えています。

2 回復期に注意するポイント

a．心電図変化

ST変化に関しては、負荷中には有意なST変化はなくても、回復期に入ってから有意な変化を生じる場合があります。回復期の早期に、新たにSTの有意な変化を生じる場合は虚血陽性と考えるべきですが、ほとんど経験することはありません。

一方、回復中・後期（負荷終了後3〜6分）に新たに有意な変化を生じる場合は、Lesson 2で述べた late recovery の変化と考えます。目標心拍数に到達して運動終点を迎え、その際に心電図上有意なST変化がないにもかかわらず、回復中・後期に有意なST低下が生じます。しかもこの変化は遷延し、15〜20

分以上持続することもあります。心電図変化は明らかな虚血パタンですが、この変化は虚血性の変化ではなく、偽陽性変化の一つです。

しかし、最大心拍数の 80％未満の心拍数で運動終点を迎え、しかも胸痛のある場合には、late recovery 的な変化であっても、虚血性心疾患の可能性は否定できないので、注意が必要です。

次に、回復期には U 波の変化にも注意する必要があります。U 波はもともと低電位であり、筋電図などのノイズの影響もあって、負荷中にその変化は確認することは容易ではありません。したがって、U 波の変化こそ回復期に評価すべき心電図変化です。繰り返しますが、陰性 U 波の出現は左前下行枝の近位部病変を示唆し、陽性 U 波は後壁の虚血所見を反映し、左回旋枝または右冠動脈病変を示唆する所見で、予後不良の所見です。これらの U 波の変化は ST 変化に伴わずに単独で生じることもあるので、決して見逃してはいけない所見です。

b．心拍数変化

回復期にみられる血圧低下を伴う著明な徐脈は迷走神経緊張の所見です。目標心拍数を超えた十分な負荷量の後にみられることが多く、クールダウンなしに負荷を中止したときに起こしやすいといわれています。回復早期から中期に急速に徐脈化することが特徴で、回復期の心電図モニターは注意深く観察することが必要です。

顔色不良や眩暈などの症状を伴えば、ベッドに移動して臥位をとってもらい、下肢挙上にて経過を観察します。回復期ではまだ経時的に心電図や血圧がモニター可能な状況にあるので、経過観察には適した状況です。下肢の挙上にもかかわらず症状や徐脈および血圧低下が持続する場合には、補液やアトロピンなどを静注して対処します。

c．血圧変化

虚血性心疾患では回復期の血圧の下降過程が遅延するといわれており、時には回復期に血圧が上昇することもあります。負荷終了時の血圧に比べて、負荷終了後の血圧が 10 mmHg 以上、2 分間以上にわたって上昇する場合には、三枝病変例が多いとされており、このような症例では負荷中に ST 低下を来すものが多いとされています。

3 運動負荷試験の報告と最終評価

　回復期の経過観察時間を有効活用して、この間に試験の報告書（レポート）を作成しましょう。報告すべき項目は、①選択したプロトコル、②運動終点と運動時間、③運動終点での心拍数、④心電図変化（虚血性変化・不整脈など）、⑤胸痛、⑥胸痛以外の自覚症状、⑦血圧変化、などです。これらの項目に言及し、最後に虚血の陽性・陰性、判定不能、評価不能などの検査の結論を記載します。以下に具体的な手順を示し、順次解説していきます。もちろん、心電図モニターや血圧経過および患者さんの状態を逐一チェックすることは忘れないで下さい。

a．プロトコル

　まず選択したプロトコルを記載します。1ステージ3分で漸増するBruce法が用いられることが多いでしょうが、どのようなプロトコルで、どのステージまで到達したかを明確にすることで、およその運動耐容能が推測されます。

　なお、ステージ（1ステージ3分）の途中で運動終点を迎えたとき、すなわち、ステージが上がった直後に負荷を終了した場合と、予定された3分間を完遂した場合では運動終点の評価は当然異なります。著者は、負荷ステージの途中で運動終点を迎えたときの評価として、当該ステージ終了時の負荷施行時間が、①2分以上であれば当該ステージをクリア、②1分以上で2分未満であればボーダーライン、③1分未満であればクリアできず（直前のステージが最終到達ステージ）、と評価しています。後述するように、最終到達ステージからみた運動耐容能は予後の推定因子でもあり、重要な評価項目です。

b．運動終点と運動時間

　運動終点の記載は必須です。目標心拍数到達、胸痛（狭心痛）、心電図変化（虚血性変化や不整脈など）、血圧低下、自覚症状（呼吸困難、下肢疲労など）が主なものになるでしょう。また、これらの運動終点に、どれくらいの運動時間を経て、いかほどの負荷量に到達したかは、運動耐容能を推定するうえで重要な情報です。

　マスター・ダブル二階段試験とトレッドミルのBruce法のステージ2、および自転車エルゴメータの100Wの負荷量はほぼ同程度で、およそ6〜7 METs

前後での負荷量になります。このあたりの負荷をクリアできるか否かが予後の善悪を見極める分岐点でもあります。

c．運動終点での心拍数

運動終了時の心拍数に関して、その数値を記載するだけでなく、目標心拍数に到達したかどうか、予測最大心拍数の何％かを明記します。狭心痛や虚血性の心電図変化なしに運動を終了する場合、目標心拍数に到達しているか否かで、虚血陰性か負荷量不足による判定不能か、評価が変わってしまいます。

d．心電図変化

心電図変化としては、虚血性変化としての ST 偏位の有無とその程度や、回復期も含めて U 波の有無などに言及します。ST 変化があった場合には、真陽性か偽陽性かの鑑別もあり、そのパタンと回復が早いか遅いかも重要です。偽陽性と判断した場合には、"positive for ECG criteria, but negative for ischemia（虚血性心電図変化はあるが、偽陽性のため虚血陰性と判定）"であることを明記します。

不整脈の出現は虚血所見には直結しませんが、上室性であれ、心室性であれ期外収縮については負荷による増減について言及します。もちろん、心室頻拍や心室細動が出現すれば必ず記載しなければなりません。運動負荷誘発性の脚ブロックの出現と消失、回復期の迷走神経緊張などの徐脈性不整脈の出現にも言及します。

e．胸　痛

胸痛が出現すれば、その性状（狭心痛らしいかどうか）と程度（10 点満点）と経過（漸増したかどうか）を評価します。同時に、主訴である胸痛との相違を記載し、その胸痛が狭心痛として妥当かどうかも言及します。心電図に虚血性変化がなくても、胸痛の性状から明らかに狭心痛と判断した場合には、"negative for ECG criteria, but positive for chest pain（虚血性心電図変化はないが、胸痛の性状から虚血陽性と判定）"と明記します。

f．胸痛以外の自覚症状

呼吸困難や下肢疲労などの自覚強度を Borg 指数で記載します。目標心拍数

に到達せず、運動終点がこれらの症状であった場合には、Borg 指数の 17 以上であれば、自覚症状が強く運動の継続が難しいと考えて、負荷終了もやむなしと考えますが、虚血の判定はできません。また、目標心拍数に到達せず、Borg 指数も 17 未満であれば、もちろん虚血の判定はできず、これは患者さん（あるいは検者）の努力不足と考えます。

g．血圧変化

運動時の血圧の著明な上昇や低下などの異常や回復過程に言及します。著者は、血圧の低下に虚血性の心電図変化や狭心痛などを伴う場合には、多枝病変の疑いと付記しています。

以上、運動負荷試験で報告すべき内容を概説しましたが、当院では、心電図と血圧経過のリアルタイムの記録をすべて電子カルテ上で閲覧できるため、最終報告は図 1 に示したようなミニマムの項目にとどめてシンプルに見やすくしています。また、症状や不整脈などに関しては自由に記載できるようにしています。

h．検査の総括

負荷試験の最終の評価には、虚血の陽性・陰性、判定不能、評価不能などの「検査の結論」が必要です。有意な虚血性心電図変化の出現（ST 部分や U 波の変化など）や、虚血由来の胸痛（狭心痛）が出現した場合（虚血性心電図変化の有無を問わず）は「虚血陽性」と評価します。

目標心拍数に到達したうえで虚血性心電図変化や狭心痛がない場合、および心電図変化は認めるものの偽陽性と考えられる場合は「虚血陰性」と評価します。虚血性心電図変化や狭心痛がないものの、目標心拍数に到達せず運動を終了した場合は「判定不能」と評価します。

もともと、完全左脚ブロックや WPW 症候群などの心電図異常があり、虚血性変化が検出できない患者さんへの運動負荷試験は、目標心拍数への到達の有無にかかわらず「評価不能」と判断します。

なお、心筋虚血や不整脈が誘発されずに試験を終了した症例はまず問題ありませんが、心筋虚血や致死的不整脈が誘発された患者さんには然るべき対応が

トレッドミル運動負荷心電図所見

検査年月日 ［　　　　　　　　　　⌂］

検査担当者 ［　　　　　　　　　］

プロトコール ☐ Bruce　　☐ mod Bruce　　☐ Manual

☐ その他の内容 ［　　　　　　　　　　　　　　　　　　　　　　］

目標心拍数 (85%) ［　　　　　　］ /分

安静時心拍数 ［　　　　　　］ /分

安静時血圧 ［　　　　　　］ mmHg

到達最大心拍 ［　　　　　　］ /分

到達最大血圧 ［　　　　　　］ mmHg

END POINT ☐ ST変化　☐ 不整脈　☐ 胸痛　☐ 全身疲労　☐ 足の痛み・疲労
☐ 呼吸苦　☐ 高血圧　☐ 血圧低下　☐ 目標心拍数到達　☐ その他

☐ その他の内容 ［　　　　　　　　　　　　　　　　　　　　　　］

コメント

運動時間 ［　　　　］ 分 ［　　　　］ 秒

症状 ［　　　　　　　　　　　　　　　　　］

不整脈 ［　　　　　　　　　　　　　　　　　　　　　　　　］

ST-1 変化 ［　　　　　　　　　　　　　　　　　　　　　　　　］

診断医 ［　　　　　　　　　　　］

（宇治武田病院）

図1　**当院（宇治武田病院）の運動負荷試験の報告書の書式**

必要です。入院患者さんであれば、主治医と病棟に連絡して、直後の入浴や
シャワーおよび食事などは二重負荷となるので、避けるか時間をずらすように
進言します。また、患者さんにも病室内でもなるべく安静を保つとともに、わ
ずかな異常を自覚してもナースコールするようお伝えます。そして、これらの
内容はカルテに明記します。外来患者さんの場合には外来主治医に報告し、内
服薬の追加や変更および検査の追加予定を考慮してもらい、さらには再診日や
入院の適否の相談をします。

　著者は、①回復期も含め陰性 U 波や陽性 U 波の出現などを見落とさない、②
運動負荷中に V1～V2 誘導の ST 上昇を見逃さない、③ "positive for ECG
criteria, but negative for ischemia（虚血性心電図変化はあるが、偽陽性のた
め虚血陰性と判定）" とコメントできる、④ "negative for ECG criteria, but
positive for chest pain（虚血性心電図変化はないが、胸痛の性状から虚血陽
性と判定）" とコメントできる、⑤血圧低下の所見をとらえて運動負荷を終了で
きる、ようになれば、運動負荷試験の検者として十分な力量を備えたものと考
えています。

　最後に、運動負荷試験の実施直前から、報告書の作成までの流れをまとめて、
図 2 に示します。

4　運動負荷試験による予後の推測

　運動負荷試験結果を治療に反映させるには、予後を予測する必要があります
が、運動終点の指標、すなわち、到達した最大心拍数や胸痛の有無と程度、お
よび心電図所見や血圧変化などから予後を推測することが可能です。表 1 に運
動負荷試験による重症冠動脈疾患および予後不良の所見を掲げました。すでに
述べたように、運動耐容能では心拍数 120 拍/分や Bruce 法のステージ 2(6.5
METs)に到達できるか否かが予後の分岐点になります。心電図では ST 部分の
広範な低下や回復の遷延および陰性 U 波や心室頻拍の出現が予後不良の所見で
す。もちろん狭心痛の出現や全身倦怠感による運動中止、および血圧低下も重
要な所見です。
　これらの指標を総合的に解析して予後をシステマティックに推定する研究は

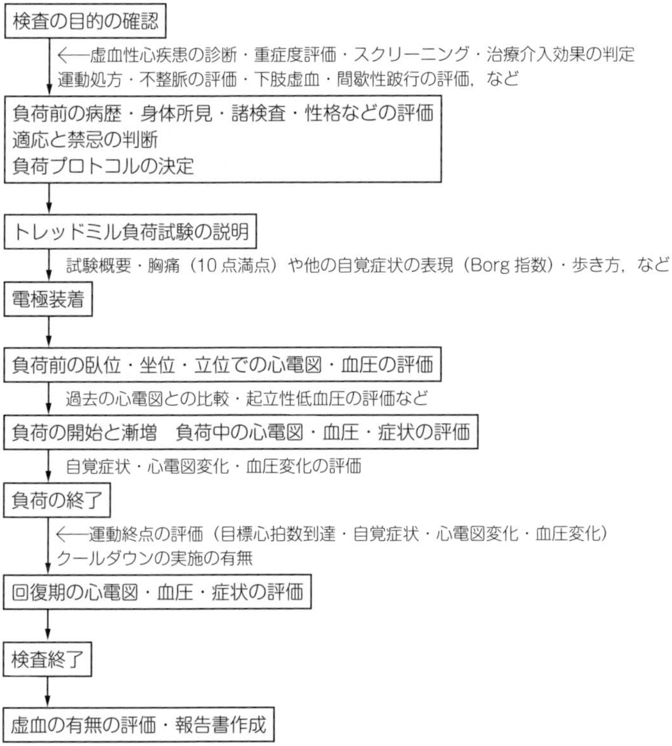

検査の目的の確認

←──虚血性心疾患の診断・重症度評価・スクリーニング・治療介入効果の判定
運動処方・不整脈の評価・下肢虚血・間歇性跛行の評価，など

負荷前の病歴・身体所見・諸検査・性格などの評価
適応と禁忌の判断
負荷プロトコルの決定

トレッドミル負荷試験の説明

試験概要・胸痛（10 点満点）や他の自覚症状の表現（Borg 指数）・歩き方，など

電極装着

負荷前の臥位・坐位・立位での心電図・血圧の評価

過去の心電図との比較・起立性低血圧の評価など

負荷の開始と漸増　負荷中の心電図・血圧・症状の評価

自覚症状・心電図変化・血圧変化の評価

負荷の終了

←──運動終点の評価（目標心拍数到達・自覚症状・心電図変化・血圧変化）
クールダウンの実施の有無

回復期の心電図・血圧・症状の評価

検査終了

虚血の有無の評価・報告書作成

図2　**運動負荷試験の流れと注意すべきポイント**

表1　**運動負荷試験による予後不良の所見**

運動耐容能	Bruce 法のステージ 2 未満で負荷を終了 （他のプロトコルでも 6.5 METs 以下の運動耐容能）
心拍数	β 遮断薬などを内服せず，心拍数が 120 拍/分以下で運動終点
心電図	虚血性（水平型，下降型）ST 低下が以下の条件で出現 ・心拍数が 120 拍/分以下か 6.5 METs 以下の負荷量 ・虚血性 ST 低下が 2 mm 以上 ・負荷終了後に ST 低下が 6 分以上持続 ・ST 低下が多誘導，広範囲 その他の心電図変化 ・陰性 U 波の出現 ・心室頻拍の出現
運動中の血圧反応	運動中の血圧が 10 mmHg 以上持続的に低下 最大血圧が 130 mmHg 未満
症状	運動による狭心痛の出現 全身倦怠感が運動終点

数多くなされてきました。なかでも、Duke のトレッドミルスコアはよく検証されており、日本循環器学会の "慢性冠動脈疾患診断ガイドライン（2018 年改訂版）" [1) でもリスクの層別化に用いられています。図 3 にスコアの求め方を示しますが。Bruce 法で施行した運動負荷試験の結果から、狭心症の有無、ST の低下度、運動負荷時間などをあてはめることで予後を推定が可能です。このスコアが 5 以上であればおおむね低リスクと考えられ、4 年生存率は 99%（年次死亡率 0.25%）、逆に－10 以下のときは高リスクで 4 年生存率は 79%（年次死亡率 5%）といわれています[2)。重症虚血で予後不良と判断される場合には、血行再建術も考慮します。

　心筋虚血の診断からは少し話がそれますが、心血管疾患患者さんでは運動耐容能は重要な予後予測因子であるものの、健常者にとっても運動耐容能が予後予測因子であるか否かは不明でした。著者の留学先の退役軍人病院のグループが、臨床上の理由でトレッドミル運動負荷試験を行った虚血性心疾患のない男性例の予後を検討したところ、健常者においても最大運動能力は糖尿病や高血圧といった従来の冠危険因子をしのぐ、強力な予後予測因子であることを明らかにし、運動能力が 1 MET 増加すると生存率は 12%上昇すると報告しています[3)。

　運動負荷試験は基本的には心筋虚血の有無を判定する機能的かつ定性的な検査です。したがって、虚血陽性と判定された場合には、引き続き冠動脈造影や冠動脈 CT などの検査を付加して、責任冠動脈を同定するとともに形態的重症度も評価します。血行再建術を念頭に置く場合には、形態学的に冠動脈の有意狭窄を確認するだけでなく、カテーテル治療により拡張可能な病変かどうか、バイパスグラフトを吻合できる病変かどうかの評価も必須です。ともすれば、

運動負荷試験などの機能的な虚血評価に先行して冠動脈の狭窄を確認し、その結果だけでカテーテル治療の適応があると判断する傾向にあります。運動負荷試験は、不要な冠動脈治療を未然に防ぐゲートキーパーと考えています。

　さて、運動負荷試験の依頼には単に虚血の検出を目的とする以外にも、不整脈や運動耐容能の評価などの依頼も含まれます。また、なかには運動負荷試験の適用には議論がある病態であっても、然るべき理由で負荷の依頼を受けることがあります。そのような患者さんへの対応について以下に解説します。

5 不整脈患者さんへの運動負荷試験

a．期外収縮

　すでに述べたように、運動負荷試験中に不整脈（上室・心室性期外収縮など）が出現したり、増加する場合にはそれ相応の臨床的意義はあるものの、心筋虚血を反映する所見ではありません。にもかかわらず、不整脈と心筋虚血の関係を評価する目的で、不整脈患者さんの運動負荷試験の依頼を受けることがあります。このようなときには、薬物負荷心筋シンチグラフィや冠動脈CTなどの別の検査で虚血や冠動脈病変を検出すべきです。

　運動と不整脈の関連を検討したいという場合には、致死的不整脈の出現には最大限の注意を払い、ST変化やU波の出現、血圧や自覚症状の変化に着目して、通常通りに負荷試験を実施します。致死的不整脈が出現する可能性のある場合には、除細動器を準備して（パドルにペーストを塗って）試験を実施します。

　一方、学校検診などで指摘された「安静時の期外収縮」および「洞徐脈」と「I・II度房室ブロック」に関して、運動負荷試験の依頼を受けることがあります。これには、学校や職場での生活、および運動やスポーツの制限を念頭に置く必要があります。このような場合には、負荷プロトコルとしては、Bruce法の各ステージを本来の3分ではなく、2分に短縮する変法で対応しています。と言うのも、運動やスポーツによって不整脈の悪化がないかを確認するためには、実際のスポーツの現場を反映させる必要があるからです。通常の負荷プロトコルでは3分ごとに定常状態をつくりながら負荷量を漸増させますが、実際

のスポーツの現場では定常状態をつくりながら負荷量が漸増するわけではなく、むしろ突然のダッシュなど、定常状態とは無関係に負荷量が変化します。また、一般に学童・生徒や若年者では運動耐容能も高いので、通常の Bruce 法では運動負荷時間がいたずらに長くなってしまい、高い負荷量に到達しにくいこともあります。このような理由から、むしろ定常状態をつくらず、負荷時間を短縮するために各ステージを短縮して漸増することで対応します。

　ただし、このような工夫を凝らしても運動負荷試験は長くて十数分の負荷時間しかなく、等尺性の負荷に対応するものでもありません。不整脈に関しては、運動負荷試験の結果に大きな問題がなくても実生活の運動やスポーツのすべての場面での安全性を担保するものではないことを、検査の依頼者、検者、被検者のすべてが理解しておく必要があります。

ｂ．洞機能不全患者さんや房室ブロック

　洞徐脈が必ずしも病的な状況を示すわけではありません。いわゆるスポーツ心臓では、安静時に徐脈を呈しますが、運動負荷により心拍は正常に応答し、最大心拍数にも到達可能です。一方、洞機能不全患者さんでは、運動に対する心拍応答として、120 拍/分以上には増加しないとの報告があり、病的心をスポーツ心臓から鑑別することが可能です。

　若年者のⅠ・Ⅱ度の房室ブロック（Ⅱ度の多くは Wenckebach 型）は、スポーツ心臓も含めて迷走神経が亢進気味のために生じていることが多く、運動負荷により心拍は正常に応答することが多いようです。若年者の洞徐脈やⅠ・Ⅱ度の房室ブロックで、スポーツ歴などからスポーツ心臓が疑われる場合には、先に述べたように Bruce 法のステージを 2 分ごとに上げる変法で対応することも一案でしょう。

　先天性の完全房室ブロックは、心筋虚血や血行動態に影響を与えるような合併心奇形がなければ、運動の適否やペースメーカの植え込み適応の判断材料として運動負荷試験の実施は可能とされていますが[4]、後天性の完全房室ブロックは、運動負荷試験の相対禁忌とされています。

6 運動負荷試験の適応には議論がある病態

a．左脚ブロックとWPW症候群

　繰り返しになりますが、左脚ブロックとWPW症候群の患者さんは、もともとの心電図異常から運動による心電図変化が評価できません。薬物負荷心筋シンチグラフィや冠動脈CT、冠動脈造影などの別の検査で虚血や冠動脈病変を検出すべきです。

　ただし、運動による心拍応答や不整脈の増減、運動耐容能の評価として依頼を受ける場合があります。依頼医と十分に相談し、事前にほかの検査で虚血性心疾患のないことを確認してから、運動負荷試験を実施すべきと考えます。

b．心房細動

　心房細動の患者さんでは、運動負荷量に比べて心拍応答が過剰で、すぐに目標心拍数に到達してしまい、運動負荷試験には適していません。

　また、高血圧や弁膜症などの合併基礎疾患が左室肥大を呈することが多いことや、ジギタリス内服例もあることから、ST部分に関しては偽陽性所見が多く、心電図だけから虚血性心疾患の有無を判定することは適当ではありません。

　運動耐容能を評価したい場合には後述するCPXを実施するか、Borg指数の17（かなりきつい）程度の運動強度に至る運動量を評価するなどの工夫が必要です。いずれにせよ、洞調律に比べて運動負荷試験の意義は乏しいと考えます。

c．弁膜疾患と肥大型心筋症

　弁膜症に合併する冠動脈病変を検出するには、運動負荷試験はあまりよい適応がありません。これは、大動脈弁狭窄症、大動脈弁逆流症、僧帽弁逆流症などでは左室肥大が合併することがあり、そのために偽陽性を呈する可能性があります。そもそも、ほとんどのガイドラインが、中等症から重度の大動脈弁狭窄症に関しては、運動負荷を相対禁忌以上に位置づけています。

　また、左室肥大を合併しないとされている僧帽弁狭窄症でも、洞調律や心房細動を問わず、負荷終了時に高い心拍数を獲得した例では、偽陽性を呈する傾向が高いとする報告があります[5]。僧帽弁逸脱症は狭心症様胸痛を呈することがあるだけでなく、本症例の25%にSTの偽陽性を認めるとの報告もありま

す。これらの要因から、弁膜症患者さんには、運動耐容能を評価するための CPX を除いて、冠動脈病変を検出する目的での運動負荷試験はあまりお勧めできません。

　また、重症の閉塞性肥大型心筋症への運動負荷試験は、大動脈弁狭窄症の場合と同様に禁忌です。非閉塞性であっても、左室肥大の合併があるので偽陽性所見が多く、冠動脈疾患を検出するには適していません。

d．PCI 後

　すでに述べたように、PCI の術後早期には、有害事象発生の報告もあることから[6]、運動負荷試験の意義はほとんどありません。偽陽性のことも考慮すれば、術後 6 ケ月程度の期間内では運動負荷心電図で再狭窄のスクリーニングすることは適当ではないでしょう。

　しかし、PCI 後の高リスク症例（低左心機能、多枝疾患、左前下行枝近位部病変、拡張不十分例、糖尿病合併、職業上虚血発作により危険な状況に陥る場合、など）では議論のあるところです。無症候であっても定期的に心筋虚血の有無を評価することが必要でしょう。術後 6 ケ月を過ぎた場合には、利便性や費用の観点などからも運動負荷心電図には一定の役割があると考えています。

e．冠攣縮性狭心症

　冠攣縮性狭心症の患者さんへの、「器質的な冠動脈病変の有無を推測」するための運動負荷試験には十分な意義があると考えます。ただし、冠動脈に有意狭窄のない冠攣縮性狭心症は、本来、労作による閾値がないことが特徴であり、しかも発作の誘発は疾患の活動度によも影響されます。したがって、基本的には通常の運動負荷試験で虚血発作（ST 上昇型）が誘発される可能性はあまり高くありません。

　しかし、冠攣縮の責任冠動脈が左冠動脈のときには誘発率は高いことや、カルシウム拮抗薬や硝酸薬などの薬物を休薬して午前中に検査を行ったり、過換気負荷を組み合わせることで誘発率が上がることは知られています[7]。冠動脈に有意狭窄のない冠攣縮性狭心症への運動負荷試験は、全く意味がないというわけではありませんが、その意義は限定的と考えます。

f. 川崎病

成人の虚血性心疾患に比べて、川崎病既往患児では胸痛や有意な ST 変化を示しにくく、運動負荷試験は好適応ではありません。小児専用の ST 診断基準も提唱されていますが、あまり診断精度は高くないようです。

g. 心臓手術以外の術前検査

術前の心精査の観点からいうと、患者さんが受ける手術が内視鏡手術や白内障手術のような低侵襲度の手術か、高齢者の緊急手術や長時間を要し大量の失血や体液シフトが予測されるような高侵襲度の手術であるのかが大きな問題です。本当に術前の虚血評価が必要か否かを考えます。

日本循環器学会の "非心臓手術における合併心疾患の評価と管理に関するガイドライン（2022 年改訂版）" では[8]、「運動負荷心電図、負荷心筋血流シンチグラフィ、負荷心エコー図を施行することで、術前リスク評価の精度を向上させることを明確に示した研究は現時点では存在せず、そのルーチンでの施行は推奨されない」とされています。しかし同時に、「運動負荷心電図が陰性ならリスクが低いが、陽性でもリスクは必ずしも高くないこと」、「運動負荷試験により運動耐容能が高いと心血管イベントは低下するが、運動耐容能が低くても必ずしもイベントが起こるとはいえない」ことが記載されています。したがって、運動負荷心電図が陰性、または運動耐容能が高ければ心血管イベントリスクは低いと考えることもできます。

実臨床では、術前に安静時心電図に異常所見（ミネソタコードで正常でない場合や麻酔科医からの指摘など）を認めたり、安静時心電図に異常がなくても過去に虚血性心疾患や心不全といった循環器系の診断名がついている場合には、循環器専門医に紹介されることが多いと思われます。このような場合、術前リスク評価のために運動負荷試験を推奨するエビデンスはないものの、「心電図での虚血陰性」、「Bruce 法のステージ 2 以上の比較的高い運動耐容能」を確認し、「低リスクであることを確認する」意味合いで、運動負荷試験を実施することも一案かと考えています。実際、"2022 年 JCS ガイドラインフォーカスアップデート版　安定冠動脈疾患の診断と治療" では[9]、「運動負荷心電図は検査前確率が低い患者において、運動誘発性の虚血性変化がないことを確認する目的で考慮してもよいとしている」とのコメントもあります。

　回復期の観察時間として最低 6 分間はモニターで経過観察する。結果説明や着衣などの時間を含めると 15〜20 分前後は患者さんの様子をみることができる。

　回復期に注意するポイントとして、心電図では、late recovery の変化、負荷中での評価が難しい U 波の変化、迷走神経緊張による徐脈の出現に注意する。負荷終了時の血圧に比べて、負荷終了後の血圧が上昇する場合には、虚血所見も念頭に置く。回復期の経過観察時間を利用して、①選択したプロトコル、②運動終点と運動時間、③運動終点での心拍数、④心電図変化（虚血性変化・不整脈など）、⑤胸痛、⑥胸痛以外の自覚症状、⑦血圧変化、などに言及し、最後に虚血の陽性・陰性、判定不能、評価不能などの検査の結論を記載して、検査レポートを作成する。

　運動耐容能では心拍数 120 拍/分や Bruce 法のステージ 2（6.5 METs）に到達できない、心電図では ST 部分の広範な低下や回復の遷延および陰性 U 波や心室頻拍の出現、狭心痛の出現や全身倦怠感による運動中止、負荷中の血圧低下は、予後不良の所見である。Duke のトレッドミルスコアはよく検証されており、参照すべきである。

　虚血性心疾患の診断以外にも、運動負荷試験の依頼には多くの病態が関わる。不整脈に関しては、学校健診で指摘された、安静時期外収縮、洞徐脈、Ⅰ・Ⅱ度房室ブロックなど、スポーツ歴からスポーツ心臓が疑われる場合には、Bruce 法のステージを 2 分ごとに上げる変法で対応することも考慮する。左脚ブロックと WPW 症候群の患者さんは、運動による心電図変化が評価できないことは周知の事実であるが、これ以外にも心筋虚血の偽陽性が多い病態として、心房細動、弁膜疾患肥大型心筋症、PCI 後比較的早期、などが挙げられる。逆に、冠攣縮性狭心症（正常冠動脈）や川崎病では有意な ST 変化を示しにくい病態である。また、心臓手術以外の術前検査として、運動負荷試験をルーチンに用いることは推奨されないが、心電図での虚血陰性や比較的高い運動耐容能といった所見から、「低リスク」を確認すること

の意義は必ずしも否定できない。

📖 文　献

1) 日本循環器学会, 他：慢性冠動脈疾患診断ガイドライン（2018 年改訂版）：https://www.j-circ.or.jp/cms/wp-content/uploads/2020/02/JCS2018_yamagishi_tamaki.pdf

2) Mark DB：N Engl J Med 325：849-53, 1991.

3) Myers J, et al：N Engl J Med 346：793-801, 2002.

4) Fletcher GF, et al：Circulation 104：1694-740, 2001.

5) 千葉育雄：心臓 32（suppl 2）：3-5, 2000.

6) Korzick DH, et al：Cleve Clin J Med 57：53-6, 1990.

7) Sueda S, et al：Jpm Heart J 43：307-17, 2002.

8) 日本循環器学会, 他：非心臓手術における合併心疾患の評価と管理に関するガイドライン（2022 年改訂版）：https://www.j-circ.or.jp/cms/wp-content/uploads/2022/03/JCS2022_hiraoka.pdf

9) 日本循環器学会, 他：2022 年 JCS ガイドラインフォーカスアップデート版 安定冠動脈疾患の診断と治療：https://www.j-circ.or.jp/cms/wp-content/uploads/2022/03/JCS2022_Nakano.pdf

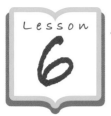

心肺運動負荷試験（CPX）の ノウハウ

Lesson **6**

1．CPX とは
2．CPX の指標を理解する前に
　　運動による心拍出量と換気量の変化、CPX のプロトコルと負荷の実際
3．CPX で得られる指標とその意義
　　酸素摂取量
4．CPX 結果の記載
5．CPX 結果の評価
　　運動耐容能からみた心不全の重症度評価、
　　呼吸困難感の原因の推定、運動処方の方法

　Lesson 5 までは、いわゆる心筋虚血に関するいわば古典的な運動負荷試験ついて解説してきました。Lesson 6 では、心肺運動負荷試験（cardiopulmonary exercise testing：CPX）について解説していきます。

　CPX をその人の「体力」をみる検査という方がおられます。ただ、「体力」を定義することはなかなか難しい問題です。「彼は風邪をひかないし、ひいても半日で治ってしまうそうだ。すごい体力だね」とか、「彼は 3 日くらいの徹夜なら難なくこなせるそうだよ。我々とは体力が違うね」と、体力が運動能力とは全く違う意味で使われることもあります。また、運動能力といっても、体操選手とマラソン選手の体力は同じとは思えませんし、柔道選手とサッカー選手の体力も同じとは思えません。

　著者は、心疾患患者さんだけでなく健常者においても、その「生命予後を規定する因子としての運動能力」を「運動耐容能」と理解しています。そして、この運動耐容能を評価する方法が CPX と考えています。

1 CPX とは

一言で言うと、CPX とは「呼気ガス分析を併用して行う運動負荷試験」のことです。従前の「運動負荷試験」から得られる知見に加えて、「呼気ガス分析」により得られる知見を併せることで、心不全患者さんからアスリートまで、心臓の最も重要な役割である酸素輸送の面から「運動耐容能」に関する多くの情報が得られます。そして、嫌気性代謝閾値（anaerobic threshold：AT）や最高酸素摂取量（peak oxygen uptake：peak $\dot{V}O_2$）などを指標として、その運動耐容能を評価することが可能です。これらの指標は、心疾患患者さんの予後予測因子や心移植患者さんの適応基準として、また、運動療法時の運動処方や心不全患者さんへの治療効果の判定などにも用いられています。表 1 に米国胸部疾患学会・胸部内科学会によって示された CPX の適応を掲げます[1]。運動に関わる種々の病態において、広範囲な領域で応用されていることがわかります。

CPX 中に分析される呼気ガスの主成分は、酸素と二酸化炭素です。吸気と呼気に含まれるガス濃度の差を、それぞれ酸素摂取量（oxygen uptake：$\dot{V}O_2$）と二酸化炭素排泄量（carbondioxide output：$\dot{V}CO_2$）と呼びます。これらの分析結果から AT や peak $\dot{V}O_2$ をはじめとする、多くの指標を得ることができ、「運動耐容能」の総合的な評価が可能になります。

呼気ガスの収集・分析方法には、ダグラスバッグ法、ミキシングチェンバー法、breath-by-breath 法があります。ダグラスバッグ法では、被検者はダグラスバッグと呼ばれるバッグを背負い、それにつながるマスクをつけて排出される呼気をバッグに収集して、その後に測定します。ミキシングチェンバー法では、呼気ガスを 10〜15 L くらいの容量のミキシングチェンバーに集めて混合し、一定時間ごと（15 秒から 1 分前後）に測定部に導いて呼気ガス濃度を測定します。breath-by-breath 法は換気量とガス濃度を 1 呼吸ごとに連続的に測定する方法で、リアルタイムに呼気ガス分析を行います。ランプ負荷と組み合わせることにより、安静時から運動時までの精密な呼気ガス濃度の評価が可能です。現在では、breath-by-breath 法が主流になっています。図 1 に呼気ガス分析とともに自転車エルゴメータによる負荷を実施している CPX の実際の様子を掲げます。

表1　米国胸部疾患学会・胸部内科学会によって示された CPX の適応

運動耐容能の評価	・機能障害の判定（酸素摂取量） ・運動制限因子と病態生理学的メカニズム
運動制限のある患者の鑑別診断	・心疾患と肺疾患の共存する例での主たる制限因子の決定 ・安静時の検査所見と運動時の症状が一致しない場合 ・初回の CPX で確定診断できなかった例が呼吸困難を訴えた場合
心血管疾患の評価	・心機能分類と予後 ・心臓移植適応決定 ・運動処方と心臓と心臓リハビリテーションのための評価 ・ペースメーカの評価
呼吸器疾患患者の評価	・機能的障害の評価 ・慢性閉塞性肺疾患
他の運動制限決定因子の評価 （潜在性心臓病など）	・低酸素血症の評価と運動処方
標準的な肺機能検査で十分な治療効果が判定できないときの客観的評価	・間質性肺炎 　初期のガス交換異常の所見 　全体的ガス交換の評価とモニタリング 　低酸素血症の評価と酸素処方 　主たる運動制限因子の決定 　薬物治療による副作用 ・肺血管疾患 ・嚢胞性線維症 ・運動誘発性気管支攣縮
特定の臨床応用	・手術前の評価 　肺切除手術 　高齢者での開腹手術 　肺気腫，肺切除術 ・呼吸リハビリテーションのための運動評価と処方 ・障害・損傷の評価 ・肺，心肺移植のための評価

（小林康之：安達　仁，編：CPX・運動療法ハンドブック．中外医学社，東京：1-27，2009 より引用）

2 CPX の指標を理解する前に

　CPX は総合的な運動耐容能に多くの情報を提供するのですが、図2に示すようにあまりに多くの指標が得られるために、CPX の実施や理解のハードルを高くしている感があります。以下の項では、これらの指標を順に解説していきますが、その前に、運動生理学の必須の知識と CPX のプロトコルについて触れたいと思います。

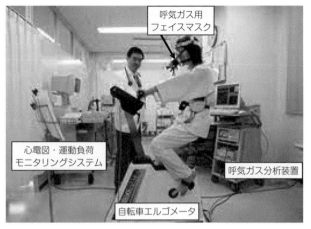

図1　CPXの実際の様子

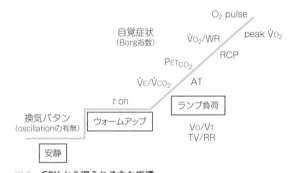

図2　CPXから得られる主な指標
(「上嶋健治：運動負荷試験Q&A119, 改訂第2版, p.137, 2013, 南江堂」より許諾を得て改変し転載)

a. 運動による心拍出量と換気量の変化

　運動による生体反応の基本は、運動による組織での酸素消費の増加に対して「心拍出量」と「換気量」を増加させることです。生体がどのような機序で心拍出量と換気量を増加させるかを知ること、$\dot{V}O_2$と心拍出量がどのような関係にあるかを理解することが重要です。

　心拍出量の増加は1回拍出量の増加と心拍数の増加によってもたらされます。最大運動時には安静時の心拍出量の5〜6倍にもなります。運動開始早期

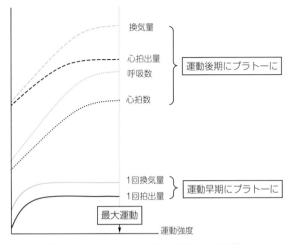

図3　運動強度からみた心拍出量（1回拍出量と心拍数）
および換気（1回換気量と呼吸数）の応答

には、1回拍出量の増加によって心拍出量を増やしますが、これによる心拍出量の増加は安静時の2倍程度で、最大酸素摂取量（$\dot{V}O_2max$）の1/3程度の負荷量（心拍数で100拍/分程度）でプラトーに至ります。その後は主に心拍数の増加によって心拍出量を増やします。さらなる運動強度の増加に対して、心拍数は平行して増加し、安静時の2.5〜3.5倍程度にまで増加してプラトーに達します。したがって、1回拍出量の増加と心拍数の増加により心拍出量は安静時の5〜7倍程度に増加させることができます。この反応は自律神経の支配を受けており、低負荷強度の間は副交感神経が抑制され、高負荷強度になると、後述するATを超え始めるあたりから交感神経活性が亢進し始めます。

　一方、換気量の増加も、1回換気量の増加と呼吸数の増加によってもたらされます。運動早期には1回換気量の増加によって換気量を増やし、その後は呼吸数の増加によって換気量を増やす機序も、心拍出量の増加機序と同様です。1回換気量は安静時の約0.5 L前後から3 L前後にまで増加し、呼吸数は安静時の10数回/分から40〜50回/分に増加するすることから、最大運動時には安静時の換気量の15倍にもなります。

　運動生理学上の運動強度と心拍出量および換気のイメージの概略を図3に掲げました。

b．CPX のプロトコルと負荷の実際

(i) CPX のプロトコル

CPX では、定常状態を設けずに、負荷量を「直線的にかつ連続的」に漸増させる「ランプ負荷」を用います。自転車エルゴメータで電気的に負荷量を制御して実施することが一般的です。負荷量を「直線的にかつ連続的」に漸増させることで、換気量や $\dot{V}O_2$ と $\dot{V}CO_2$ の増加パタンに乖離が出てくるポイント（AT などの諸指標）をうまく検出することができます。トレッドミルでも、各ステージの負荷時間を短くし、負荷の漸増幅を小さくさせてランプ負荷に類似させて対応することも可能ですが、一般的ではありません。

実際のランプ負荷プロトコルとしては、著者らは 10 W・3 分間のウオーミングアップに続き、15 W/分（1 W/4 秒）または 25 W/分の割合で負荷量を漸増させるプロトコルを採用し、毎分 50 回のピッチでペダルを漕いでもらっていました。負荷量の漸増する割合を ramp slope（ランプ・スロープ：この場合は 15 W/分や 25 W/分が相当）と呼びます。ランプ負荷を行う場合にはこの ramp slope を適切に設定する必要があります。負荷量の漸増割合が小さすぎると運動時間が長くなり、疲労のために最終的に到達できる運動レベルが低くなります。逆に大きすぎると、実際の負荷量とそれに遅れて反応する生体の代謝率の差が大きくなりすぎて、データが不正確になります。そのため運動時間が 8〜12 分間で終了するようなプロトコルを選択することが重要です。著者らは心不全患者さんを対象にした場合には 15 W/分（1 W/4 秒）で、比較的健常な方を対象にした場合には 25 W/分（時には 20 W/分）で検査を実施していました。

(ii) CPX の実際

ランプ負荷という負荷量（ペダルの重さ）が刻々と変わっていくプロトコルの中で、自転車エルゴメータを毎分 50 回という一定のピッチで漕いでもらうことは必ずしも簡単ではありません。著者らは、電子メトロノームを用いて、その音に合わせてペダルを漕いでもらうことで、ペースを維持してもらっています。ペダルを漕ぐ負荷量が低い間は問題なく漕げるのですが、負荷量が強くなってくるとどうしてもきつくなってしまい、回転数が落ちてきます。そのときには、ペダルを漕ぐ回転数を少し早くすると、ペダルを踏みこむ力が少なく

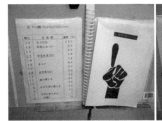

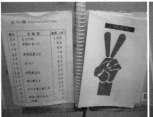

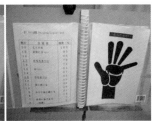

| Borg-13 のサイン | Borg-17 のサイン | Borg-20（運動終点）のサイン |

図4　**CPX 中の自覚症状（Borg 指数）の確認方法**

（「上嶋健治：運動負荷試験 Q&A119，改訂第2版，p.157，2013，南江堂」より許諾を得て転載）

てすむので、ペースを落とさないで漕ぎ続けることができます。ピッチが速すぎたり遅すぎたりするときには、メトロノームのテンポに合わせて「このペースに合わせて漕いで下さい。イチ・ニ、イチ・ニ〜」と声かけをして、ペースを調整してもらいます。

　運動負荷試験中に自覚症状の程度を評価することは重要ですが、呼気ガス分析を併用している CPX 中の会話は適当ではありません。そこで CPX を始める前に、Borg 指数の説明をしておきます。特に、「13 のややきつい」、「17 のかなりきつい」、「20 のもうだめ」、には十分な説明が必要です。そして、①検査の間は会話をすると呼吸状態が変わってしまい、正確なデータを収集できないため会話はできないこと、②一定のテンポでペダルを漕いでもらうこと、③負荷はごく軽いウォーミングアップから始まり、それが 3 分間続くこと、④引き続いてペダルが徐々に重たくなっていくこと、⑤その過程で、自覚強度が Borg 指数 13 の「ややきつい」に至れば「人差し指を 1 本」、Borg 指数 17 の「かなりきつい」に至れば「人差し指と中指を 2 本」出してもらい、20 の「もうだめ」に至れば「片手を万歳」してもらうように説明します。もちろん、胸痛や動悸など緊急の事態を自覚すれば、検査中でも声を出してもらっても構わないことも併せて説明します。著者は図 4 のようなイラストを作り、クリアファイルに収納していました。常に患者さんから見える位置の譜面台に置いて、自覚強度に合わせて該当するページを示します。

　すでに述べたように CPX でも目標心拍数や心電図・血圧変化などで運動終点を迎えず、呼吸困難や下肢疲労で終了する場合には、Borg 指数 17（かなりきつい）までの自覚強度に到達していることを一応の目安としています。ただ

し、リアルタイムの CPX の客観的な指標から、余力があると判断した場合には、Borg 指数 19 から 20（もうだめ）までの負荷を考慮します。負荷量がのちに解説する呼吸性代償開始点（respiratory compensation point：RCP）を超えること、またガス交換比（respiratory gas exchange ratio：RER）でおおむね 1.15 を超えれば、十分な負荷量に到達したものと判断しています。

---

3 CPX で得られる指標とその意義

運動を開始し、継続するためには当該筋に酸素を輸送しなければなりません。酸素消費量の増加に対応するためには、当該筋への血流を増やす必要があります。それには、心拍出量を増やす、すなわち 1 回拍出量や心拍数を増加させることで対応します。また、当該筋を灌流する血管を拡張させて、より効率よく酸素を移送させます。肺血流量や換気量、$\dot{V}_{CO_2}$ の増加も重要な要素です。

CPX からはこれらの過程を表す運動生理学的指標を数多く得ることができます。これらの指標の中から重要な指標とその意義について順に解説していきます。

a. 酸素摂取量（$\dot{V}_{O_2}$）

$\dot{V}_{O_2}$ は全身への外的負荷量を反映する指標で、運動耐容能の指標として最も汎用されているものの一つです。CPX では、吸気と呼気に含まれる酸素濃度の差から $\dot{V}_{O_2}$ が算出されます。また、下記の Fick の式からも明らかなように、$\dot{V}_{O_2}$ は 1 回拍出量と心拍数（すなわち心拍出量）と末梢での酸素利用能（動静脈酸素較差）によって規定されます。

$$酸素摂取量（\dot{V}_{O_2}）＝心拍出量×動静脈酸素較差$$
$$＝1 回拍出量×心拍数×動静脈酸素較差$$

ここで $\dot{V}_{O_2}$ に言及したので、$\dot{V}_{O_2}$ を用いた指標である最大酸素摂取量（maximal $\dot{V}_{O_2}$：$\dot{V}_{O_2}$max）、最高酸素摂取量（peak $\dot{V}_{O_2}$）、嫌気性代謝閾値（AT）、呼吸性代償開始点（RCP）について解説します。

(i) 最大酸素摂取量（maximal $\dot{V}_{O_2}$：$\dot{V}_{O_2}$max）

体重 1 kg あたり、1 分間に体内に取り込むことができる最大の酸素量のことで、総筋肉の大部分を使って動的運動を行う際に利用できる最大の酸素量にな

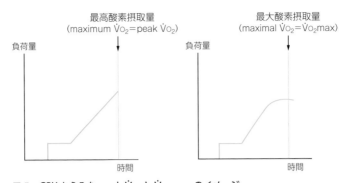

図5 CPXからみた peak V̇O₂ と V̇O₂max のイメージ
（「上嶋健治：運動負荷試験 Q&A119，改訂第2版，p.141，2013，南江堂」より許諾を得て転載）

ります。CPX では、運動量を漸増させてもそれ以上 $\dot{V}O_2$ が増加しない $\dot{V}O_2$ の限界値に相当します。

(ii) 最高酸素摂取量（maximum $\dot{V}O_2$：peak $\dot{V}O_2$）

一方、最高酸素摂取量（peak $\dot{V}O_2$）は運動終点時の酸素摂取量（$\dot{V}O_2$）を意味します。時に maximum $\dot{V}O_2$ とも表現されますが、maximal $\dot{V}O_2$（$\dot{V}O_2$max）との混同を避けるために、peak $\dot{V}O_2$ と表記することが一般的です。CPX では $\dot{V}O_2$ がプラトーに達せずに終了することがあり、$\dot{V}O_2$max が求められないことがありますが、peak $\dot{V}O_2$ は運動終点が何であれ（狭心痛や間歇性跛行などでも）必ず求めることができます。$\dot{V}O_2$max と peak $\dot{V}O_2$ の違いを図5に示しました。すなわち、$\dot{V}O_2$max を求めるためには、心疾患患者さんでも運動能力の限界にまで追い込む必要があるため、一定のリスクを伴います。このリスクを避けるために、通常は $\dot{V}O_2$max の代用として peak $\dot{V}O_2$ で運動耐容能を評価しています。

しかし、代用とはいうものの、運動耐容能（心不全の重症度）を客観的に評価し得る指標として、心不全患者さんの予後を推定する最も強力な指標といわれています。心臓移植の候補者選定の条件にも peak $\dot{V}O_2$ が 14 mL/min/kg 未満という基準があります。

著者らは被検者の運動耐容能の到達レベルを peak $\dot{V}O_2$ と次に述べる AT による Weber と Janicki の重症度分類で評価していました（表2）[2]。

表2　peak $\dot{V}o_2$と AT からみた
運動耐容能の Weber-Janicki 分類

クラス	重症度	最高酸素摂取量 (peak $\dot{V}o_2$)	嫌気性代謝閾値 (AT)
A	無症状〜軽症	>20	>14
B	軽症〜中等症	16〜20	11〜14
C	中等症〜重症	10〜16	8〜11
D	重症	6〜10	5〜8
E	非常に重症	<6	<4

(単位は，mL/分/kg)

(Weber KT, et al：Am J Cardiol 55：22-31A, 1985 より引用)

(iii) 嫌気性代謝閾値（AT）

❶AT の概念

　運動量が漸増していくときに、「有酸素的エネルギー産生に無酸素的代謝によるエネルギー産生が加わるときの運動強度」を嫌気性代謝閾値（AT）といいます。運動強度がさほど強くないときには、好気性代謝によりエネルギーが産生され、それに見合うだけ $\dot{V}o_2$ も増大します。しかし、運動強度がある限度を超えると、嫌気性代謝を利用したエネルギー産生が必要になります。この嫌気性代謝が開始される運動強度を AT と呼びます。AT はこのように「嫌気性代謝が開始される運動強度」といういささか概念的なものですが、通常はこの運動強度は「$\dot{V}o_2$ の値」で示されます。同時に、AT は、血中乳酸や呼気中の $\dot{V}co_2$ が増加し始める運動強度でもあるため、乳酸性閾値（lactate threshold：LT）あるいは換気性閾値（ventilatory threshold：VT）と呼ばれることもあります。いずれにせよ、いったん嫌気性代謝が始まると、そのポイントを閾値として種々の指標が急激に変動するため、「〜閾値」という表現がなされます。

　このような閾値、すなわち変曲点が認められる理由としては、運動強度を漸増していく過程で、有酸素的エネルギー産生に無酸素的代謝によるエネルギー産生が加わると「血中乳酸が急激に増加すること」に起因します。生体はこの乳酸増加によるアシドーシスを代償せねばなりません。生体が急激なアシドーシスを代償するメカニズムは大きく 2 つあります。一つは腎で重炭酸イオン（HCO_3^-）によりアシドーシスを代償したり、pH の低い尿を排泄すること、もう一つは過換気によって CO_2（炭「酸」ガス）をより多くの「酸」として呼気より排出することです。運動時のこの過換気は、呼吸困難感としての「息切れ」を自覚する原因になります。心不全患者さんでは健常者に比べて低強度の負荷

で過換気が起こり、早期に「息切れ」が出現するため、運動耐容能が低下します。

したがって、漸増する負荷中に、呼気ガス分析で換気の急激な上昇点を見つけることができれば、そこが AT に相当します。従来の AT の測定では、運動負荷試験によって血中の乳酸濃度が急上昇するポイントを求めていましたが、頻回の採血が必要になることや乳酸測定の煩雑さなどから広く用いられているわけではありませんでした。呼気ガス分析を用いた CPX により、非侵襲的に AT の測定が行えるようになったために CPX 自体が普及し、さらには運動療法にまでの応用範囲が広がりました。次項では AT の測定（決定）方法について解説します。

❷AT の決定方法

前項で漸増負荷中に換気の急激な上昇点を見つけることができれば、そこが AT になるとを説明しました。その通りであり、実際に AT がどの程度かの見当をつけるために、時系列にそって換気量の変化を検討し、「換気の急激な上昇点」を探すことは無駄な作業ではありません。ただ、換気量は不安や緊張などでも変動し、必ずしも安定した指標ではありません。また、漸増負荷中には換気量そのものも漸増していくので、その過程で「換気の急激な上昇点」を同定することは必ずしも容易ではありません。そこで、下記のような工夫をして AT を決定しています。

①二酸化炭素排泄量（$\dot{V}CO_2$）の $\dot{V}O_2$ に対する上昇点（V-slope 法）、②ガス交換比（RER）の急激な上昇点、③換気量（$\dot{V}E$）の $\dot{V}O_2$ に対する上昇点、④二酸化炭素換気当量（$\dot{V}E/\dot{V}CO_2$）が増加せずに酸素換気当量（$\dot{V}E/\dot{V}O_2$）が増加する点、⑤呼気終末二酸化炭素（炭酸ガス）分圧（$PETCO_2$）が変化せずに呼気終末酸素分圧（$PETO_2$）が増加する点、などが CPX から AT を求める有力な方法とされています。

いずれの方法も理論的に裏付けられた決定方法ですが、著者は、①の V-slope 法と、②の RER の急激な上昇点を併用しています。①の V-slope 法は図 6 のように、$\dot{V}O_2$ と $\dot{V}CO_2$ をおのおの横軸と縦軸にプロットすると、大まかには比較的傾きの緩い直線 S1 と、傾きの急峻な S2 という 2 直線が得られます（その後の S3 については V-slope 法では考慮しません）。すなわち、負荷強度が低く好気性代謝だけでエネルギーがまかなえる間は、S1 で示すように

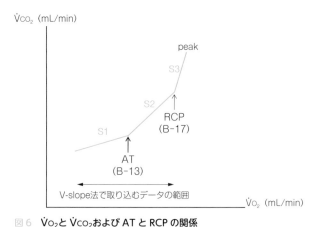

図6　$\dot{V}_{O_2}$と$\dot{V}_{CO_2}$および AT と RCP の関係

漸増する運動負荷で$\dot{V}_{O_2}$と$\dot{V}_{CO_2}$の関係をプロットすると，S1，S2，S3の傾きの異なる3本の直線が描かれます．S1とS2の変曲点がAT に，S2とS3の変曲点がRCP に相当します．

$\dot{V}_{O_2}$（＝負荷量）の増加に従って$\dot{V}_{CO_2}$は直線的に増加します。しかし、運動強度がある限度を超えると、好気性代謝だけでは産生エネルギーがまかなえなくなり、嫌気性代謝が始まります。このポイント（すなわち AT）以降の運動強度では体内に生じた乳酸を緩衝するためにより過換気となり、今まで以上に多くの二酸化炭素を排出します。したがって、$\dot{V}_{O_2}$の漸増の程度以上に$\dot{V}_{CO_2}$の排泄の程度が増えるため、両者の関係はより急峻な傾きをもつ S2 にシフトします。したがって、この変曲点が AT を示すことになります。実際には、呼気ガス分析装置のプログラムから、$\dot{V}_{O_2}$と$\dot{V}_{CO_2}$の関係は S1 と S2 の2直線に回帰され、AT は自動的に計算されます。このとき、後述する RCP を超えた負荷量の S3 に相当する直線部分のデータまで計算範囲に含めてしまうと、S2 の傾きを過大評価してしまいます（図6）。したがって、AT の算出には RCP を超えたデータを含めてはいけません。

　このように V-slope 法は理論的にも実際的にも精度よく AT を決定することができるため、AT を求める方法のスタンダードと考えています。ただし、本法では CPX が終了してから求めることになるので、CPX の経過中に AT に到達したかどうかを知ることができません。その点、②の RER の急激な上昇点として AT を求める方法では、CPX の経過中に AT に到達したことを知り得ます。RER は後に解説するように、AT までの負荷量ではわずかに漸増するものの、

あまり大きな変化がありません。したがって RER（$\dot{V}_{CO_2}/\dot{V}_{O_2}$）の変化を経時的にディスプレイに表示させておけば、その上昇開始点（$\dot{V}_{CO_2}$ が急峻に増加し始めるポイント）を AT として視覚的にとらえることができます。

　③$\dot{V}_E$ の $\dot{V}_{O_2}$ に対する上昇点も、基本的には V-slope 法と同じ概念ですが、先に述べたように $\dot{V}_E$ が種々の要因により変動することが多いので、$\dot{V}_E$ ではなく $\dot{V}_{CO_2}$ を変化量の一つとする V-slope 法のほうが優れていると思います。④と⑤は、上記の方法で AT が求めにくいときの補助的な方法と考えています。また、後に触れますが、AT の運動強度が自覚強度としての Borg 指数 13（ややきつい）に相当にすることも知られているので、参考にすることも可能です[3]。

　なお、CPX 実施者の数％ですが、AT が求められないことがあります。その理由は大きく 2 つ考えられます。一つは、AT に到達する以前に運動を中止している場合です。重症心不全などでの著しい運動耐容能の低下により、ウォーミングアップ中やランプ負荷開始直後の負荷量ですでに AT を超える負荷量になってる場合や、ランプ負荷後であっても、狭心痛、下肢疲労、努力不足などにより、AT 以前に運動を中止している場合です。もう一つは、動揺性呼吸（oscillatory ventilation）により V-slope 法で変曲点をうまく同定できない場合です。

　前者では、はウォーミングアップの負荷量を 5〜10 W 程度と低くしたり、ramp slope を低く設定することで、ある程度の対応が可能です。後者では、いくつかの AT の決定法で AT を求めて、最も妥当と考えられる値を AT と評価します。ただしこのような場合には、求めた AT は参考値であるという注釈をつけておくべきと考えます。また、いずれの場合でも AT に固執せず、AT 以下の負荷量でも求められる $\dot{V}_E/\dot{V}_{CO_2}$ や τ on なども含めて、別の指標で運動耐容能を評価することも考えます。$\dot{V}_E/\dot{V}_{CO_2}$ や τ on については後に詳述します。

❸AT の臨床的意義

　運動耐容能は心不全患者さんの強力な予後規定因子です。したがって、心不全患者さんへの治療介入後には、定期的にその治療効果の判定を行うことが必要です。そのためには、運動耐容能を繰り返し測定せねばなりません。その点、CPX は非侵襲的に評価可能なため、反復して実施することが可能です。また、AT は客観性を保つ指標であるだけでなく、最大運動を課すことなく求めら

れるため安全性という観点からも臨床的に有用な指標です。

また、運動療法においては、「運動強度は強く」、「運動時間は長い」ほうが、運動療法効果は高くなります。しかし「運動強度の高い運動は長くは続けられない」というジレンマがあります。その点、AT レベル以下の運動は、全身的な代謝性変化、すなわちアシドーシスを起こす前の運動強度であるため、長時間の運動が可能になります。また、AT を超えた負荷強度から交感神経活性が亢進し始めるので、血圧の急峻な上昇や不整脈の出現など、アクシデントのリスクが高まります。したがって「AT 時の運動強度を上限とした運動」は「長時間安全に行える最大運動強度」を意味します。

このように、AT は客観性、反復性（非侵襲性）、安全性をもって評価可能な指標であるとともに、安全で有効な運動療法に適した運動強度であることから、臨床的にたいへん重要な指標と考えられます。

(iv) 呼吸性代償開始点（RCP）

AT を超えてさらに負荷量が大きくなっても、しばらくは等二酸化炭素性緩衝（isocapnic buffering period）の相に入り、過換気と重炭酸イオン濃度の増加によりアシドーシスは代償されます。しかし、さらに運動量が増加すると血中の重炭酸イオンも不足し始めるため、さらに換気を亢進させないと代償が不十分になってしまいます。この閾値の運動強度を呼吸性代償開始点（RCP）といい、図6 にみられる S2 と S3 の 2 直線がなす変曲点が相当します。ただし RCP は $\dot{V}O_2$ と $\dot{V}CO_2$ の関係から求めるわけではなく、$P_{ET}CO_2$ が低下し始める前の最高値の負荷量を RCP として同定しています（$P_{ET}CO_2$ については後に解説）。

なお、RCP は $\dot{V}O_2$max のおよそ 80％前後の $\dot{V}O_2$ に相当し、RCP 出現後は短時間のうちアシドーシスが進行するので、運動負荷強度が生理学的な限界に近づいた所見でもあります。また、RCP の運動強度が自覚強度としての Borg 指数 17（かなりきつい）に相当にすることも知られています[3]。トレッドミル運動負荷試験で、息切れなどの自覚症状が Borg 指数 17 に至れば「運動負荷試験を中止してもやむなし」と判断した理由もここにあります。

この項で $P_{ET}CO_2$ について触れましたので、引き続き次項でも $P_{ET}CO_2$ について解説します。

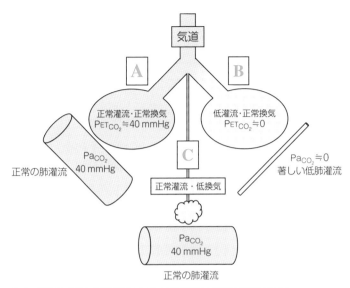

図7　換気と血流の解剖生理からみた正常換気と換気血流比不均衡
A は正常灌流・正常換気，B は低灌流・正常換気，C は正常灌流・低換気を示します.

(v) 呼気終末二酸化炭素分圧（$P_{ET_{CO_2}}$）

　呼気ガス分析では文字通り呼気の成分を分析するのですが、呼気の初めには死腔のガスが呼出されるため、CO_2 はほとんど含まれていません。しかし、その時期が過ぎると呼気中の CO_2 が急激に増加し、さらに呼出が進むとさらに緩やかに上昇して、吸気が開始する直前（呼気終末）に CO_2 の含量は最大となります。このときの二酸化炭素分圧が $P_{ET_{CO_2}}$ です。

　換気も血流も十分に保たれた肺胞の $P_{ET_{CO_2}}$ は、図7の A のように肺動脈血中の二酸化炭素分圧を反映した値を取り、理論上、$P_{ET_{CO_2}}$ と Pa_{CO_2} は、40 mmHg 前後で等しくなるはずです。しかし、図7の B のように、換気は十分にあっても血流のない肺胞が存在すると、その肺胞の $P_{ET_{CO_2}}$ はほとんど 0 となってしまい、肺全体としての $P_{ET_{CO_2}}$ を低下させます。したがって、$P_{ET_{CO_2}}$ は換気血流比不均衡を反映する指標であり、運動中の換気血流比不均衡が大きいほど低値をとります。

　心不全時には心拍出量が低下し、それに伴い有効肺血流量も低下するので、$P_{ET_{CO_2}}$ は低下します。なお、換気血流比不均衡には図7の C のような正常灌流で低換気の状態も考えられますが、これは呼吸器疾患患者さんにみられるパ

ターンです。循環器領域での CPX の対象者は心不全患者さんが多いため、こ
こでは換気血流比不均衡の原因としては、主に図7のBの病態を中心に考えて
おいてよいでしょう。いずれにせよ、RCP での P_{ETCO_2} は運動中の有効肺血流
量（≒心拍出量）を反映することを理解してください。

　実際には健常者であっても、安静坐位の状況では肺血流量は重力の影響で下
肺野ほど多く、上肺野ほど少なくなっており、逆に換気は上肺野ほど十分に行
われ、下肺野ほど少なくなっています。したがって、安静時には 100% 有効な
ガス交換が行われず、若干の換気血流比不均衡が存在するため、肺胞内の
P_{ETCO_2} も相対的に低値を示します。しかし、運動が始まると、心拍出量が増加
して血流が肺全体を灌流するとともに、換気の亢進により肺胞も徐々に拡がる
ことで、換気血流比不均衡が改善して P_{ETCO_2} は徐々に上昇します。その後、
運動強度が増して AT を超えても、等二酸化炭素性緩衝の相では P_{ETCO_2} の値は
変わりません。しかし、さらに運動強度が増すと、血中の重炭酸イオンも不足
し始めるため代償が不十分になってしまい、さらに換気が亢進し始めます。す
ると、この呼吸性代償によって肺胞気二酸化炭素分圧（P_{ACO_2}）が下がり、そ
れに伴い P_{ETCO_2} も低下します。この閾値の運動強度が RCP で、P_{ETCO_2} は RCP
で最大値をとるため、この値に注目します。正常値は健常若年男性（18〜39
歳）で 47.1±3.6、健常高齢男性（70〜80 歳）で 40.1±5.2 mmHg という
データがあります[4]。

(vi) 二酸化炭素換気当量（$\dot{V}_E/\dot{V}_{CO_2}$）

　$\dot{V}_E$（分時換気量）を $\dot{V}_{CO_2}$（二酸化炭素排泄量）で除した指標である $\dot{V}_E/\dot{V}_{CO_2}$
を二酸化炭素換気当量と呼びます。

　血中二酸化炭素濃度は換気をコントロールする大きな要因です。RCP までの
負荷量では健常者であれ心不全患者さんであれ、$\dot{V}_E$ と $\dot{V}_{CO_2}$ は良好な直線関係
を示します。したがって、通常は $\dot{V}_E/\dot{V}_{CO_2}$ slope として、その傾きの大きさが
重要になります。図8に示したように、運動時の換気応答を $\dot{V}_E/\dot{V}_{CO_2}$ slope で
みると、健常者ではその傾きが小さく、心不全患者さんでは大きくなっていま
す。すなわち、一定量の CO_2 を排出するための $\dot{V}_E$ が、健常者に比べて心不全
患者さんでは大きく、心不全患者さんの息切れや呼吸困難感につながるものと
考えられます。

　正常では 24〜34 の範囲内にあり、心不全患者さんの $\dot{V}_E/\dot{V}_{CO_2}$ の上昇には、

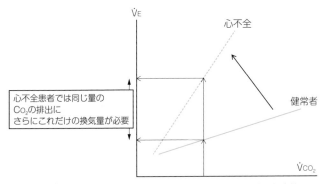

図8　$\dot{V}_E/\dot{V}_{CO_2}$ slope からみた健常者と心不全患者の運動時換気応答

心不全に伴う肺の死腔換気率〔生理学的死腔量/1回換気量（V_D/V_T）〕の上昇や換気様式などが関与しています。生理学的死腔量は有効肺血流量が少なくなれば大きくなるので（図7）、$\dot{V}_E/\dot{V}_{CO_2}$ も RCP での $P_{ET}CO_2$ と同様に有効肺血流量（≒心拍出量）を反映します。また、心不全患者さん特有の「速くて浅い呼吸（rapid and shallow breathing）」も $\dot{V}_E/\dot{V}_{CO_2}$ を上昇させるため、この意味でも心不全の重症度を反映する指標になります。これらの特徴から、$\dot{V}_E/\dot{V}_{CO_2}$ は peak $\dot{V}_{O_2}$ と有意な負の相関が示されており、生命予後規定因子としても有用です。さらに、負荷量が最大負荷量や AT に達しなくても得られること、簡便かつ安全にしかも繰り返し求められること、また、再現性も良好で、理論的にも息切れなどの症状に対応することから、運動耐容能を評価するうえで優れた指標と考えられています。

　なお、心不全患者さんの呼吸パターンの特徴として「速くて浅い呼吸（rapid and shallow breathing）」について触れましたが、それ以外にも心不全患者さんには、無呼吸と過呼吸を繰り返す Cheyne-Stokes 呼吸が認められます。心不全患者さんが中枢性の睡眠時無呼吸を呈することはよく知られていますが、覚醒時に CPX を実施しているときでも、$\dot{V}_E$ の経過を観察していると低換気と過換気を繰り返す動揺性呼吸（oscillatory ventilation：OV）に遭遇します。この機序に関しては次のように考えています。

　一般的に、ネガティブ・フィードバック系の中で、「受容体の感受性亢進」と「情報伝達の遅延」がある場合には、システムとして過修正を起こす傾向にあります。代表的な事例として、飲酒による蛇行運転があります。車の運転も微妙

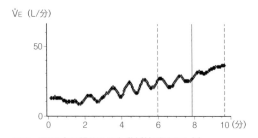

図9　CPX 中に認められた動揺性呼吸の 1 例
（「上嶋健治：運動負荷試験 Q&A119，改訂第 2 版，p.155，2013，南江堂」より許諾を得て転載）

なネガティブ・フィードバック機構によってハンドル操作がなされて、直進走行を保っています。しかし、飲酒運転下には、右に蛇行しても飲酒による朦朧状態では「情報伝達の遅延」があるため、蛇行に気づくことが遅れます。しかし、気づくや否や突然の覚醒による「受容体の感受性亢進」のため、必要以上に大きくハンドルを左に切ることになります。さらにその後、左に蛇行しても、やはり「情報伝達の遅延」と「受容体の感受性亢進」のため遅れたうえに必要以上に大きくハンドルを右に切る…ということを繰り返して、蛇行運転が続きます。心不全時の OV も、同様の機序で生じます。換気の調節には、動脈体の末梢化学受容器や中枢の化学受容器に、肺でガス交換を終えた血液の O_2 濃度や CO_2 濃度などの情報が伝達される情報伝達系の中でネガティブ・フィードバックが働いています。心不全では慢性的な低酸素血症を認め、これは交感神経を刺激して呼吸中枢の感受性を亢進させます（受容体での感受性の亢進）。一方、低心拍出量のため、血液ガスの情報が受容体に到達するまでに、より時間がかかってしまいます（情報伝達の遅延）。その結果として換気は過修正されて、過換気と低換気が繰り返されることになります。実際、OV を呈する心不全患者さんは、そうでない患者さんに比べて運動耐容能や換気効率からみてより重症の心不全状態にあるとの報告があります[5]。

　通常は安静時に OV を認めるものの、運動によりそれが軽快消失することが一般的ですが、なかには図 9 のように運動に伴って OV が出現する場合もあります。このような場合には AT を求めることに難渋しますが、すでに述べたように、いくつかの AT の決定法を試して、最も妥当と考えられる値を AT と評価します。

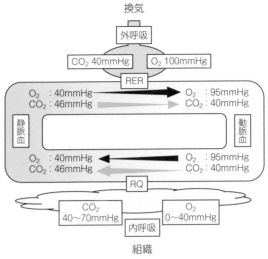

換気

外呼吸

| CO_2 40mmHg | O_2 100mmHg |

RER

| O_2 : 40mmHg | | O_2 : 95mmHg |
| CO_2 : 46mmHg | | CO_2 : 40mmHg |

静脈血　　　　　　　　　　　　　　　　動脈血

| O_2 : 40mmHg | | O_2 : 95mmHg |
| CO_2 : 46mmHg | | CO_2 : 40mmHg |

RQ

| CO_2 40～70mmHg | O_2 0～40mmHg |

内呼吸

組織

図 10　外呼吸と内呼吸の模式図

(vii) ガス交換比（RER）と呼吸商（RQ）

　呼吸とは、気道内に取り込まれた吸気によって体内に酸素を取り込み、不要な二酸化炭素を呼気として排出するガス交換を指します。呼吸には図 10 に示したように、外呼吸と内呼吸があり、換気により肺から酸素を取り入れ二酸化炭素を排出することを外呼吸（肺胞と血液の間での現象）、体内の組織（細胞）レベルで血液から酸素を取り入れて二酸化炭素を放出することを内呼吸（血液と細胞間での現象）と呼びます。

　CPX 指標の一つであるガス交換比（RER）は、呼気ガス中の $\dot{V}_{CO_2}$ を $\dot{V}_{O_2}$ で除したもので、外呼吸によるガス交換の指標の一つです。一方、呼吸商（respiratory quotient：RQ）も同様に、CO_2 生産量を O_2 消費量で除したものですが、細胞レベルでの O_2 と CO_2 の交換を意識したもので、これは内呼吸によるガス交換の指標と考えます。通常の CPX で求められるものは、「呼気ガス」分析によるものなので、RQ ではなく RER と表記されるべきでしょう。

　安静時の RER は 0.85 前後ですが、脂質のみを摂取している場合は 0.70 前後、炭水化物のみだと 1.0 前後と食事内容の影響を受けます。従来より、「安静時はブドウ糖がエネルギー基質の主体であるため、ある程度の運動強度に達しないと中性脂肪は燃焼しない」といった話を耳にしてきました。しかし、安

静時の RER は通常 1 を下回っているため、安静時から脂質もエネルギー基質として利用されていることが明らかです。したがって、安静時でも脂質は燃焼しているので、低強度の運動であってもそれなりの脂肪燃焼効果が期待できます。

さて、運動と RER の関係に話をもどします。運動開始のごく初期には $\dot{V}O_2$ は急峻に増加しますが、$\dot{V}CO_2$ も同じ比率で増加するため RER は変化しません。その後、$\dot{V}O_2$ は徐々に増加するものの、末梢組織での CO_2 の溶存性は O_2 より高く、$\dot{V}CO_2$ は $\dot{V}O_2$ に比べていったん低下するため RER も一過性に低下します。その後、負荷量が AT 以下であれば、ほぼ定常状態で経過し、AT 以上になれば換気が亢進して $\dot{V}CO_2$ が上昇するため、RER は徐々に上昇します。したがって、CPX 実施中に RER が増加し始める点を検出できれば、そこが AT に相当します。また、RER が 1.15 以上になれば、十分な負荷に到達したものと考えて良いでしょう。

(viii) 酸素脈（O₂ pulse）

酸素脈（O₂ pulse）とは $\dot{V}O_2$ を心拍数で除した値のことで、1 心拍あたりの酸素運搬能力を示す指標です。先にも触れた Fick の式から、

$$酸素摂取量（\dot{V}O_2）＝心拍出量×動静脈酸素較差$$
$$＝1 回拍出量×心拍数×動静脈酸素較差$$

として表されるので、両辺を心拍数で除すと、

$$酸素脈（O_2 pulse）＝1 回拍出量×動静脈酸素較差$$

となるため、O₂ pulse は 1 回拍出量の指標になります。最大負荷時の動静脈酸素含有量較差には、ほとんど個人差がないので、運動終了時の O₂ pulse（最高酸素脈）は最大 1 回拍出量を反映します。運動中の 1 回心拍出量を実測することは難しいため（Swan-Ganz カテーテルで運動中の心拍出量を測定しても、定常状態でない限りその値は不正確）、その意味でも有用な指標と考えます。正常値は 10 以上と考えていますが、運動負荷中に心筋虚血が誘発された場合には、心肺のポンプ機能が障害されて増加度の鈍化が観察されることもあります。

(ix) τ on（立ち上がり時定数）と τ off（立ち下がり時定数）

一段階負荷においては、負荷開始後の $\dot{V}O_2$ の応答は図 11 のように、第 I 相、第 II 相、第 III 相に分類されています[6]。第 I 相は末梢から安静時の静脈血が肺

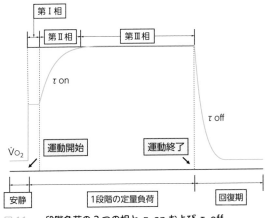

図 11　一段階負荷の３つの相と τ on および τ off

に戻るまでの 15 秒前後の時期で、$\dot{V}O_2$ は急峻に増加します。引き続いての第
II 相では、$\dot{V}O_2$ は指数関数的に増加するので、この過程を指数回帰することで
応答速度としての時定数（τ on）が求められます。この相では動静脈酸素含有
量格差がほとんど変化しないため、心拍出量と動静脈酸素較差の積である $\dot{V}O_2$
の増加は心拍出量の増加を反映します。しかも運動初期の心拍出量の増加は心
拍数の増加ではなく、1 回拍出量の増加によるため、τ on は「1 回拍出量の
増加の程度」を反映します。ただし、τ on は負荷強度の影響を受けるため、
強度が大きくなるほど時定数は延長します。正常例では 20 W の一段階負荷で
約 20〜40 秒とされており、80 秒以上であれば予後不良といわれています。
第 II 相の負荷量が AT 以下であれば $\dot{V}O_2$ は 3 分以内に第 III 相の定常状態に達し
ますが、負荷量が AT 以上であれば定常状態に達せず、徐々に増加を続けます。
　ただし、実際の臨床検査として、呼気ガス分析を併用した一段階負荷テスト
だけを行うことは極めてまれです。そのため、通常の CPX で行う 3 分間の
ウォーミングアップを低強度の一段階負荷に見立てて、τ on を求めています。
通常の CPX であれば、ウォーミングアップが終了すれば、引き続きランプ負
荷に移行するため、τ off を求めることはありません。もし、ウォーミング
アップだけで運動を終了し、運動終了後の $\dot{V}O_2$ が減衰する過程を指数回帰すれ
ば τ off を求めることができます。すなわち、τ off は運動終了後の $\dot{V}O_2$ の減
衰の程度を表し、心拍出量がどの程度速く元に復するかを示す指標です。した

がって、負荷終了後も高心拍出量の状態が長く続き、回復が遅延するほど延長します。

心不全の治療にβ遮断薬が広く用いられるようになり、心不全患者さんのQOLや生命予後を改善しました。しかし、β遮断薬により自覚症状やQOLが改善しても、ATやpeak $\dot{V}O_2$は大きく改善しませんでした。それは、β遮断薬により心拍数の増加が抑制されるので、心拍数の影響を受ける$\dot{V}O_2$が関連する指標では、その効果をうまく反映しないためでした。その意味では、τ onは心拍数の影響を受けず、1回拍出量の変化に関わるので、心不全患者さんへのβ遮断薬の効果をうまく反映させることが可能です[7]。

(x) 死腔量/1回換気量（VD/VT）：死腔換気率

死腔換気率〔死腔量（VD）/1回換気量（VT）〕とは、1回換気量に対する生理学的死腔量の比率のことです。この値が大きいほど換気効率が悪いことを示し、$\dot{V}E/\dot{V}CO_2$の規定因子の一つです。安静時の健常者での正常値は0.3前後で、心不全患者さんではもう少し高い値で、いずれも運動により低下します。

(xi) 1回換気量/呼吸数（TV/RR）

1回換気量（tidal volume：TV）/呼吸数（respiratory rate：RR）は運動による1回換気量と呼吸数の関係を示す指標です。正常では、運動初期には1回換気量の増加により、その後は呼吸数の増加により換気が亢進します。一方、心不全患者さんでは特有の「速くて浅い呼吸（rapid and shallow breathing）」呼吸パタンから、運動によっても1回換気量はあまり増えず、呼吸数が増加すると時には低下することさえあります。

したがって、1回換気量と呼吸数をプロットすると、図12のような関係になります。すなわち、健常者では運動開始に伴い1回換気量は急峻に立ち上がり、やがてプラトーに向かいますが、同時に呼吸数が増加し換気量を増加させます。一方、心不全患者さんでは、安静時から呼吸数が多く（rapid breathing）、1回換気量が少ない（shallow breathing）状態を示します。運動によっても1回換気量の増加はわずかであり、呼吸数が増加することで換気量を増加させます。したがって、心不全患者さんでは健常者に比べて、TV-RR曲線は右下にシフトするとともに、扁平になります。この曲線の形態からだけでも、心不全の病態や重症度が推測可能です。

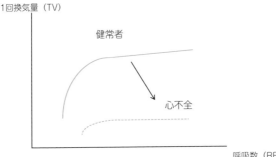

1回換気量（TV）

健常者

心不全

呼吸数（RR）

図 12　健常者と心不全患者での運動時 1 回換気量と呼吸数の関係

(xii) V̇O₂/WR（work rate）：仕事率

　仕事率（V̇O₂/WR）はランプ負荷試験でのみ得られる指標であり、1 W の仕事量の増加に対する V̇O₂ の増加の程度を表す指標で、増加した仕事に対する末梢運動筋への酸素輸送の増加度を示します。

　通常はランプ負荷開始後 60〜90 秒後（時定数の 3〜5 倍）から AT を少し超える負荷量までの V̇O₂ を一次回帰して求めます。正常値は年齢や性別の影響を受けることはほとんどなく、10〜20 W/分の ramp slope であれば、10 mL/min/W 前後といわれています。運動中の心拍出量の増加の程度に依存するため、心不全などの心拍出量の増加不良時には低下します。

　しかし、ramp slope が変わると、当然この値も変化しますので、異なるプロトコル間では V̇O₂/WR の比較はできません。また、生体の代償機能や薬物の効果などで、運動中の血流再配分が改善されて、増加した心拍出量が優先的に活動筋に分配されると V̇O₂/WR は低下することがあります。したがって、これらの薬効が見かけ上心不全を悪化させたようにもみえるので、注意が必要です。著者の施設では一定の限界がある指標との考えから、ルーチンに求める指標とはしていませんでした。

　まとめとして、図 13 に主だった CPX の指標の運動による経時的変化を、安静時〜ウォーミングアップ〜ランプ負荷の推移として模式的に示します。

(xiii) その他の指標

　その他にも CPX とは直接には関連しないものの、間接的に関わるいくつか

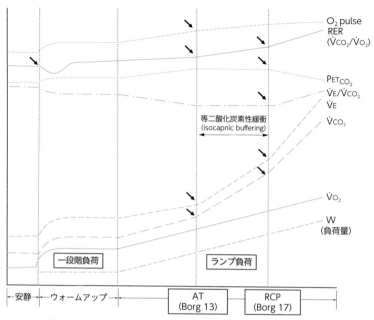

図 13　運動による CPX 指標の経時的変化

$\dot{V}O_2$は負荷量（W）と同様に，直線的に増加します．

$\dot{V}CO_2$は AT までは直線的に増加したのち，AT で変曲点をもって（V-slope 法による AT 決定が可能）急峻に増加し，さらに RCP で急峻に増加します．

$\dot{V}E$ は，$\dot{V}CO_2$同様に直線的に増加するものの，AT と RCP で変曲点をもち，より急峻に増加します．ただし，RCP 以降の増加度は$\dot{V}CO_2$のそれよりも大きくなります．

$\dot{V}E/\dot{V}CO_2$は負荷後に低下しますが，AT から RCP までの間は$\dot{V}CO_2$と$\dot{V}E$の増加度が同じであるため，低下も増加も伴いません（isocapnic bufferring）．ただし，RCP を超えてからは増加に転じます．

$PETCO_2$ は運動開始とともに肺血流も換気も増加するため，換気血流比不均衡が改善されて増加します．AT から RCP までの間は低下も増加も伴わず（isocapnic bufferring），RCP を超えてからは低下します．

RER は末梢組織での O_2と CO_2の溶存性の違いから，運動開始とともにいったん低下しますが，その後 $\dot{V}CO_2$や $\dot{V}E$ と同様に AT と RCP で変曲点をもち，増加します．

O_2 pulse は運動開始とともに漸増しますが，AT を超えてからは心拍数の増加度が$\dot{V}O_2$の増加度を上回るため，O_2 pulse としての増加度は減少します．

一般的には，自覚強度と CPX 指標として，AT は Borg 指数の 13 に，RCP は Borg 指数の 17 に対応するとされています．

の指標について説明します。

　まず、METs（metabolic equivalent units）ですが、これは本来、安静坐位（ちなみに基礎代謝量は安静坐位ではなく安静臥位で測定）の$\dot{V}_{O_2}$に対する、当該労作時の$\dot{V}_{O_2}$の比でした（そのため単位はありません）。現在は安静坐位の$\dot{V}_{O_2}$を3.5 mL/kg/minと考えて、当該労作の$\dot{V}_{O_2}$を単に3.5 mL/kg/minで除して求めています。ある程度以上の速さの歩行（ジョギング）では、例えば、7 km/hrの速歩ではおよそ7 METsの強度になり、速度の値がMETsの値に相当するので、運動強度を簡便に実感できる利点があります。

　エネルギー代謝率（relative metabolic rate：RMR）は、種々の身体活動やスポーツの身体活動強度を示すもので、活動に要したエネルギー量が基礎代謝量（安静臥位）のいかほどに相当するかを反映します。労作時の実際の消費代謝量と基礎代謝量の比によって活動強度の指標とするので、

エネルギー代謝率（RMR）
　＝（活動時のエネルギー消費量－安静時のエネルギー消費量）/基礎代謝量
　＝活動代謝量/基礎代謝量

であり、体格、性別、年齢が考慮されている基礎代謝量を基準としていることから、体格、性別、年齢に関係なく利用することができます。

　二重積（rate-pressure product：RPR，double product：DP）は、心拍数と収縮期血圧の積のことで、全身への負荷量ではなく心臓への負荷量を反映します。主に心臓核医学の分野の運動負荷で用いられるミシガン基準には、運動負荷終点の一つに、二重積で25,000以上という項目があります。運動負荷試験の観点からは、心臓への負荷量としてはこのあたりで十分と考えてよさそうです。

④ CPX 結果の記載

　CPXは呼気ガス分析から非常に多くの指標が経時的に得られますので、通常の運動負荷試験とは別の専用の報告書を作成します。そして、①選択したプロトコル、②運動終点の内容、③運動終点時の心拍数（予測最大心拍数の何％）、④運動終点時の胸痛を含む呼吸困難、下肢疲労などの自覚症状の程度、⑤ST偏位やU波および不整脈の出現などの心電図変化、⑥血圧の低下や回復過程、⑦呼気ガス分析指標、などに言及します。CPXのレポートでは、呼気ガス分析指

標に心を奪われますが、心電図変化も含めて、古典的な運動負荷試験の評価項目はすべて記載します。

　呼気ガス分析指標としては、①安静時、Borg 指数 13、Borg 指数 17、AT、RCP、運動終点の各時点での負荷開始からの運動時間、心拍数、血圧、負荷量（Watt）、$\dot{V}O_2$、RER を記載し、OV の有無についても言及します。②$\dot{V}E/\dot{V}CO_2$、TV/RR に関しては一次回帰して、傾きと切片および相関係数を記載しています（TV/RR も便宜的に一次回帰して TV の立ち上がりを評価）。③RCP 時の $P_{ET}CO_2$、V_D/V_T の最低値、ウォームアップ時の τ on、O_2 pulse の最高値も記載します。

　最後にまとめとして、AT と peak $\dot{V}O_2$ から運動耐容能を Weber-Janicki 分類により評価します。運動耐容能の分類については次項で補足します。また、依頼者から運動療法の希望があれば、運動処方として AT を目安とした負荷強度を算出して、至適負荷量として①自転車エルゴメータの Watt 数、②トレッドミル平地歩行の時速、③心拍数、を示していました。図 14 に著者が所属した施設で使用していた CPX の報告（兼申し込み）用紙を元にその記載例を掲げます。

---

5 CPX 結果の評価

　CPX の結果から臨床的に病態を評価し、対応する必要があります。すなわち、運動耐容能からみた心不全の重症度を評価したり、呼吸困難感の原因を推定したり、場合によっては、すでに述べたように運動処方を作成します。

a．運動耐容能からみた心不全の重症度評価

　心不全の重症度評価としては、すでに、peak $\dot{V}O_2$ と AT からみた Weber-Janicki の重症度分類を掲げました。

　それ以外にも、peak $\dot{V}O_2$ と $\dot{V}E/\dot{V}CO_2$ および RER により重症度を分類する方法もあります。まず、peak $\dot{V}O_2$ が 18 mL/min/kg 以上であれば、low risk と判定します。10 以下であれば、RER の値も考慮し、RER が 1.15 未満では high risk、1.5 以上では very high risk と判定します。その中間の peak $\dot{V}O_2$ が 10〜18 の間であれば、$\dot{V}E/\dot{V}CO_2$ が 35 未満では moderate risk と判定します。しかし、$\dot{V}E/\dot{V}CO_2$ が 35 以上であれば、peak $\dot{V}O_2$ が 10 以下の場合と同様に、

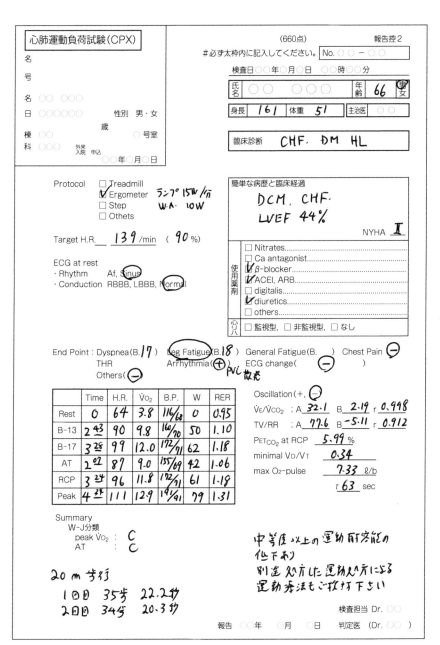

心肺運動負荷試験（CPX）

名
号
名 ○○ ○○○
日 ○○○○○ 性別 男・女
歳
棟 ○○ ○ 号室
科 ○○○ 外来 入院 申込
○○年○月○日

（660点）　　　報告控2
#必ず太枠内に記入してください。No. ○○ − ○○

検査日 ○○年○月○日 ○○時○○分

氏名 ○○ ○○○ ○○○ | 年齢 66 | 男・女
身長 161 | 体重 51 | 主治医 ○○
臨床診断　CHF. DM HL

Protocol
☐ Treadmill
☑ Ergometer ランプ 15W/分
☐ Step　W.A. 10W
☐ Othets

Target H.R. 139 /min （90%）

ECG at rest
・Rhythm　Af, Sinus
・Conduction　RBBB, LBBB, Normal

簡単な病歴と臨床経過
DCM, CHF.
LVEF 44%
NYHA Ⅱ

使用薬剤
☐ Nitrates..............
☐ Ca antagonist..........
☑ β-blocker.............
☑ ACEI, ARB............
☐ digitalis.............
☑ diuretics.............
☐ others...............

心リハ ☐ 監視型, ☐ 非監視型, ☐ なし

End Point : Dyspnea(B. 17) Leg Fatigue(B. 18) General Fatigue(B.) Chest Pain ⊖
THR　　Arrhythmia(⊕)　ECG change(⊖)
Others(⊖)　　　　PVC 散発

	Time	H.R.	V̇O₂	B.P.	W	RER
Rest	0	64	3.8	116/66	0	0.95
B-13	2⁴³	90	9.8	160/70	50	1.10
B-17	3²⁸	99	12.0	172/71	62	1.18
AT	2⁰⁷	87	9.0	155/69	42	1.06
RCP	3²⁴	96	11.8	172/71	61	1.18
Peak	4³⁴	111	12.9	191/91	79	1.31

Oscillation(+, ⊖)
V̇E/V̇CO₂ : A 32.1 B 2.19 r 0.998
TV/RR : A 77.6 B -5.11 r 0.912
PETCO₂ at RCP 5.99 %
minimal VD/VT 0.34
max O₂-pulse 7.33 ℓ/b
τ 63 sec

Summary
W-J分類
peak V̇O₂ : C
AT : C

20 m 歩行
1日目 35歩 22.2秒
2日目 34歩 20.3秒

中等度以上の運動耐容能の
低下あり
別途処方した運動処方による
運動療法もご検討下さい

検査担当 Dr. ○○
報告 ○○年 ○月 ○日 判定医（Dr. ○○ ）

図14　CPXの報告用紙とその記載例

（報告用紙は、岩手医科大学附属循環器医療センターの用紙を元に作成）

RER が 1.15 未満で high risk、1.5 以上で very high risk と判定[8]します。

b. 呼吸困難感の原因の推定

呼吸困難感の原因を推定するために CPX を行う場合には、呼吸予備能も考慮することで、呼吸困難の原因が循環器系にあるのか、呼吸器系にあるのかをおおまかに鑑別することが可能です。

まず、peak $\dot{V}O_2$ が予測 peak $\dot{V}O_2$ 値の 85%以上であれば、呼吸・循環器系に大きな問題はなく、肥満や心因性のものを考えます。予測 peak $\dot{V}O_2$ 値の 85%より低い場合には、AT の値に呼吸予備能を加味して判定します。すなわち、AT が正常のとき、呼吸予備能が正常であれば、努力不足、脱調節などを疑い、呼吸予備能が低下していれば、呼吸器疾患を疑います。また、AT が低下していて、呼吸予備能が正常であれば循環器系の不全を疑い、呼吸予備能が低下していれば、呼吸・循環器系の混合性病変を疑います[9]。

c. 運動処方の方法

通常の呼気ガス分析を併用しない運動負荷試験の結果でも Karvonen の式などにより運動処方を行うことが可能です。しかし、CPX はより多くの情報をもたらし、AT を目安にすることで安全で有効な個別化した運動処方が可能です。ただし、CPX から得られたままのデータでは、実際の負荷量に対して生体の運動応答には遅れがあるので、その分も考慮して運動処方箋を発行します。ここでは、ウォーミングアップを 10 W で 3 分間行い、その後 ramp slope を 15 W/分で CPX を実施した場合の運動処方を想定します。

AT を目安に運動処方を行う際には、まず、ランプ負荷開始から AT に到達するまでの時間を求めます。次に、生体の運動応答などの遅れを補正するために、ウォーミングアップによる立ち上がり時定数（τ on）に相当する時間を差し引きます。その後その差し引かれた運動時間での Watt 数（負荷量）を求め、さらにウォーミングアップ時の負荷量 10 W を加えます。著者の施設では最後に安全係数として 0.9 を乗じて、実際に処方する Watt 数を求めていました。

この流れは下記の式で示されます。なお、時定数が求められないときは大まかに 1 分間（60 秒）を時定数とみなしてよいでしょう。

$$\text{Watt} = [\{\text{AT (sec)} - \tau \text{ (sec)}\}/4\text{(sec/W)} + 10\text{ W}] \times 0.9$$

| AT 迄の時間 | 時定数（秒） | 4秒間で1W漸増 | ウォームアップ時の負荷量（10 Watt） | 安全係数 |

　また、平地歩行に換算した km/時の歩行速度として求めたいときには、Watt と km/時の換算式である下記の式、

　平地歩行のトレッドミルの時速＝（エルゴメータで求めた Watt）×7.34/体重

　に各数値を入力して求めます。心拍数を処方する場合には、AT 到達時点の τ on（求められないときは 1 分）前の時点での心拍数を処方します。

　さらに、$\dot{V}_{O_2}$ で得られた運動強度を METs に換算して、既報の日常生活動作の $\dot{V}_{O_2}$ と対比して、生活指導を行います。

　運動処方として、自転車エルゴメータの負荷量（W）や歩行速度（km/時）を示すだけでなく、日常生活動作やスポーツの運動所要量などを示した資料をお渡しし、運動量（歩数）や体重の経緯を記録できる小冊子を提供するとよいでしょう。インターネット上の多くの HP で、有用な情報が提供されているので、参考にするとよいでしょう[10~14]。

Lesson 6 のまとめ

　CPX とは「呼気ガス分析を併用して行う運動負荷試験」のことである。CPX は総合的な運動耐容能に関する多くの情報を提供する。

　運動による生体反応の基本は、「心拍出量」と「換気量」の増加で、心拍出量（換気量）は、1 回拍出量（1 回換気量）の増加と心拍数（呼吸数）の増加によってもたらされる。いずれも、運動開始早期には、1 回拍出量（1 回換気量）が増加し、その後、心拍数（呼吸数）の増加によって心拍出量（換気量）を増やす。

　CPX では、自転車エルゴメータで電気的に負荷量を制御して「直線的にかつ連続的」に漸増させるランプ負荷を用いる。

　peak $\dot{V}_{O_2}$ は運動終点時の、AT は嫌気性代謝により過換気が始まるときの、RCP は AT を超えてから等二酸化炭素性緩衝の相を脱してさらに過換気になるときの $\dot{V}_{O_2}$ で表現される。

　AT を求める方法には、①$\dot{V}_{CO_2}$ の $\dot{V}_{O_2}$ に対する上昇開始点（V-slope

法)、②RER の上昇開始点、③$\dot{V}E$ の $\dot{V}O_2$ に対する上昇開始点、④$\dot{V}E/$
$\dot{V}CO_2$ が増加せずに $\dot{V}E/\dot{V}O_2$ が増加し始める点、などがある。また、
AT の運動強度が自覚強度としての Borg 指数 13（ややきつい）に相
当にすることも知られている。

　運動耐容能は心不全患者さんの強力な予後規定因子であるが、AT は
最大運動を負荷することなく、客観性、反復性（非侵襲性）、安全性を
もって測定可能であり、安全で有効な運動強度の指標としても有用で
ある。

　RCP は P_{ETCO_2} が低下し始める前の最高値をとる点で評価し、有効
肺血流量（≒心拍出量）を反映する。運動負荷強度が生理学的な限界
に近づいた状況を示し、Borg 指数 17（かなりきつい）に相当にする
ことも知られている。トレッドミル運動負荷試験で、息切れなどの自
覚症状として Borg 指数 17 を運動負荷試験の中止徴候と考える根拠
の一つである。

　$\dot{V}E/\dot{V}CO_2$ は、健常者ではその傾きが小さく、心不全患者さんでは大
きくなる。負荷量が最大負荷量や AT に達しなくても得られること、
簡便かつ安全にしかも繰り返し求められること、また、再現性も良好
で、生命予後規定因子としても有用である。

　心不全患者さんで、低換気と過換気を繰り返す OV を認めることが
あり、OV を呈する心不全患者さんはより重症と考えられている。

　RER は、$\dot{V}CO_2$ を $\dot{V}O_2$ で除したもので、食事内容の影響を受ける。
CPX で RER が 1.15 以上になれば、十分な負荷に到達したものと考え
る。

　O_2 pulse は $\dot{V}O_2$ を心拍数で除したもので、1 心拍あたりの酸素運搬
能力を示す指標で、1 回拍出量の指標になる。

　一段階負荷は、$\dot{V}O_2$ の応答から 3 つの相に分類されるが、第 II 相の
$\dot{V}O_2$ の漸増過程を指数回帰して求めた時定数 τ on は 1 回拍出量の増
加度を反映する。

　V_D/V_T は、1 回換気量に対する生理学的死腔量の比率のことで、こ
の値が大きいほど換気効率が悪く、$\dot{V}E/\dot{V}CO_2$ の規定因子の一つである。

　TV/RR は運動による 1 回換気量と呼吸数の関係を示す指標で、心
不全患者さんでは特有の「速くて浅い呼吸（rapid and shallow breath-

ing)」呼吸パタンを示す。

　CPX の結果報告には、①プロトコル、②運動終点、③運動終点時の心拍数（予測最大心拍数の何%）、④自覚症状、⑤心電図変化、⑥血圧の推移、に言及したうえで、⑦呼気ガス分析指標を記載する。その指標として、安静時、Borg 指数 13、Borg 指数 17、AT、RCP、peak $\dot{V}O_2$ の各時点での負荷開始からの運動時間、心拍数、血圧、負荷量 (Watt)、$\dot{V}O_2$ を記載する。そのほかに RCP 時の $P_{ET}CO_2$、$\dot{V}E/\dot{V}CO_2$、RER、O_2 pulse の最高値、ウォームアップ時の τ on、V_D/V_T の最低値、TV/RR も記載し、OV の有無についても言及する。最後にまとめとして、AT や peak $\dot{V}O_2$ から運動耐容能を評価する。

　CPX の依頼者から運動処方の希望があれば、ウォーミングアップ時の負荷量、ramp slope、生体の換気応答などには遅れ（τ on）などを考慮して、AT を目安とした負荷強度の処方箋を作成し、①自転車エルゴメータの Watt 数、②トレッドミル平地歩行の時速、③心拍数、を提示する。併せて、日常生活動作やスポーツの運動所要量などの資料と、運動量や体重の経緯を記録できる小冊子を提供する。

📖 文献

1) 小林康之：安達　仁，編：CPX・運動療法ハンドブック．中外医学社，東京：1-27，2009.

2) Weber KT, et al：Am J Cardiol 55：22-31A, 1985.

3) 上嶋健治，他：日臨生理会誌 18：111-5，1988.

4) 及川恵子：第 6 回運動心臓病研究会：2003.

5) 山崎琢也，他：心臓 31（suppl 2）：65-7，1999.

6) Wasserman K：Am Rev Dis 129（suppl）：S21-4, 1984.

7) Taniguchi Y, et al：Chest 124：954-61, 2003.

8) Albouaini K, et al：Heart 93：1285-92, 2007.

9) Milani RV, et al：Circulation 110：e27-31. 2004.

10) 伊東春樹，監：運動処方研究会：心臓リハビリテーション連絡ノート―自己管理能力の充実をめざして―．https://www.npo-jhc.org/image/pdf/heart_reha_A5.pdf

11) 京都心臓リハビリテーション研究会，監：大塚製薬（株）：心臓リハビリテーショ

ンノート わたしの健康記録ノート：https://kyoto-min-iren-c-hp.jp/system/kakuka/documents/noteR2017.pdf

12）京都心臓リハビリテーション研究会：心臓リハビリテーションノート わたしの健康記録ノート：http://kyoto-u-cardio.jp/shinryo/%E3%82%8F%E3%81%9F%E3%81%97%E3%81%AE%E5%81%A5%E5%BA%B7%E8%A8%98%E9%8C%B2%E3%83%8E%E3%83%BC%E3%83%88.pdf

13）健康・体力づくり事業財団：エクササイズガイド 2006：https://www.health-net.or.jp/etc/exercise.html

14）厚生労働省：運動基準・運動指針の改定に関する検討会 報告書：https://www.mhlw.go.jp/stf/houdou/2r9852000002xple-att/2r9852000002xpqt.pdf

索　引

和　文

【あ】
上がり時定数…112
アシドーシス…102
安全係数…120

【う】
ウォーミングアップ
　　　…105, 113, 120
右脚ブロック…39
運動終点…71, 78
運動処方…120
運動耐容能…93
運動負荷試験の環境
　　　…17
運動負荷試験の禁忌…5
運動負荷試験の精度
　　　…6, 9
運動負荷試験の目的
　　　…15

【え】
エネルギー代謝率…117

【か】
外呼吸…111
回復期…76
下降型…37
下肢疲労…67
ガス交換比…103, 111
川崎病…89
換気血流比不均衡…107
換気量…96
貫壁性虚血…44

冠攣縮性狭心症…88

【き】
旧 Borg 指数…54
狭心痛…67
偽陽性…66
胸痛…67, 79
起立性低血圧…66

【く】
クールダウン…72

【け】
血圧測定…25, 69
血圧低下…69, 80, 82
嫌気性代謝閾値…102

【こ】
呼気終末二酸化炭素（炭
　酸ガス）分圧…103
呼気終末二酸化炭素分
　圧…107
呼吸困難…67, 120
呼吸商…111
呼吸性代償開始点…106

【さ】
最高酸素摂取量…101
最大酸素摂取量…100
最大心拍数…32
下がり時定数…112
左脚ブロック…39, 87
左室肥大…41
酸素換気当量…103
酸素摂取量…100
酸素脈…112

【し】
自覚症状…66
死腔換気率…114
死腔量/1 回換気量
　　　…114
仕事率…115
自転車エルゴメータ
　　　…23
術前検査…89
上室頻拍…35
上昇型…37
女性…42
徐脈性不整脈…35
新 Borg 指数…55
心筋梗塞…43
心室期外収縮…35
心室細動…33
心室頻拍…33, 82
心電図記録…17
心内膜下虚血…39
心肺運動負荷試験
　　　…59, 93
心拍出量…96, 100, 112
心拍数…77
心房細動…35, 87

【す】
水平型…37

【せ】
責任冠動脈…12
説明書…56
全身疲労…67

【そ】
僧帽弁疾患…42

【た】
ダグラスバッグ法…94

【と】
同意書…56
洞機能不全…86
動静脈酸素較差…100
等二酸化炭素性緩衝…108
動揺性呼吸…105, 109
トレッドミル…23

【な】
内呼吸…111

【に】
二酸化炭素換気当量…103, 108
二酸化炭素排泄量…103
二重積…117
ニトログリセリン…68

【は】
判定不能…28, 70

【ひ】
肥大型心筋症…87
評価不能…28, 80

【ふ】
負荷の種類…23
負荷の方法…20
不整脈…33, 79, 85
プロトコル…23, 78, 98

【へ】
変時不全…33
弁膜疾患…87

【ほ】
房室ブロック…85, 86

【ま】
マスター二階段試験…20, 46

【み】
ミキシングチェンバー法…94

【め】
眩暈…67

【も】
目標心拍数…31, 70

【や】
薬物…42

【ゆ】
有効肺血流量…107

【よ】
予後…82, 83, 105

【ら】
ランプ・スロープ…98

欧 文

【A】
AT…102, 104

【B】
Blackburn の式…32
Borg 指数…54, 62, 70, 71, 99
Borg 指数 13…105
Borg 指数 17…106
breath-by-breath 法…94
Bruce 法…24, 56, 82, 85

【C】
chronotropic incompetence…33
CPX…59, 93
CPX の適応…95

【D】
Duke のトレッドミルスコア…84

【F】
Fick の式…100, 112

【J】
J 点…37

【L】
Late Recovery…42

【M】
Mason-Likar 誘導法…17
METs…117
Morris' index…47, 48

【O】
O_2 pulse…112
oscillatory ventilation…109

【P】
P terminal force…47, 48
PCI 後…52, 88
$P_{ET}CO_2$…103, 107

【R】
R on T…35
rapid and shallow breathing…109
RCP…106
RER…103, 111
RMR…117

RQ…111

【S】

ST 上昇…43

ST 低下…37

【T】

τ off…112

τ on…112

Ta 波…40

TV/RR…114

T 波…45

【U】

U 波…46, 79, 82

【V】

V-slope 法…103, 104

V_D/V_T…114

$\dot{V}_{O_2}/WR$…115

【W】

Weber-Janick 分類

…101

WPW 症候群…87

数字

1 回換気量/呼吸数

…114

1 回拍出量…112

6 分間歩行試験…61

《著者略歴》

上 嶋 健 治 （うえしまけんじ）

昭和 55 年　和歌山県立医科大学 卒業
昭和 59 年　和歌山県立医科大学 大学院博士課程 内科学（循環器）修了
　　　　　　国立循環器病センター 心臓内科 レジデント・医師
平成元年　　和歌山県立医科大学 内科学（循環器学講座） 助手
　　　　　　（平成 2〜3 年　米国 ロングビーチ退役軍人病院 循環器研究室 留学）
平成 5 年　　岩手医科大学 内科学第二講座 講師
平成 9 年　　岩手医科大学 内科学第二講座・循環器医療センター 助教授
平成 18 年　京都大学大学院医学研究科 EBM 研究センター 准教授
平成 22 年　京都大学大学院医学研究科 EBM 研究センター 教授
平成 25 年　京都大学医学部附属病院 臨床研究総合センター EBM 推進部 教授
平成 30 年　京都大学医学部附属病院 相談支援センター センター長
令和 3 年　　宇治武田病院 健診センター 所長

今日から始めよう！運動負荷試験　　　　　　　　　＜検印省略＞

2023 年 6 月 1 日　第 1 版第 1 刷発行

定価 3,520 円（本体 3,200 円＋税 10％）

著　者　上　嶋　健　治

発行者　今　井　　　良

発行所　克誠堂出版株式会社

〒 113-0033　東京都文京区本郷 3-23-5-202

電話（03）3811-0995　振替 00180-0-196804

URL　http://www.kokuseido.co.jp

ISBN 978-4-7719-0581-8 C3047　¥3200E　　　印刷　三報社印刷株式会社

Printed in Japan ©Kenji Ueshima, 2023